护理学专业实训教程系列

护理学专业毕业实习
常用知识问答

张 菊 任蔚虹 主编

U0396556

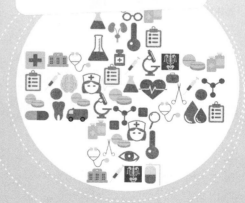

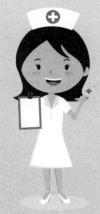

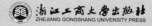 浙江工商大学出版社
ZHEJIANG GONGSHANG UNIVERSITY PRESS

图书在版编目(CIP)数据

护理学专业毕业实习常用知识问答 / 张菊,任蔚虹
主编. —杭州:浙江工商大学出版社,2017.8
ISBN 978-7-5178-2351-3

Ⅰ.①护… Ⅱ.①张… ②任… Ⅲ.①护理学—实习
—教学参考资料 Ⅳ.①R47-45

中国版本图书馆 CIP 数据核字(2017)第 214759 号

护理学专业毕业实习常用知识问答

主编 张 菊 任蔚虹

责任编辑	张婷婷
封面设计	林朦朦
责任印制	包建辉
出版发行	浙江工商大学出版社
	(杭州市教工路 198 号 邮政编码 310012)
	(E-mail:zjgsupress@163.com)
	(网址:http://www.zjgsupress.com)
	电话:0571-88904980,88831806(传真)
排 版	杭州朝曦图文设计有限公司
印 刷	杭州恒力通印务有限公司
开 本	787mm×1092mm 1/32
印 张	4.625
字 数	85 千
版 印 次	2017 年 8 月第 1 版 2017 年 8 月第 1 次印刷
书 号	ISBN 978-7-5178-2351-3
定 价	18.00 元

编 委 会

致谢:感谢浙江省杭州市产学对接工程重点突破项目建设经费支持出版本手册,感谢任蔚虹高端护理名师工作室建设经费的支持!

前　言

　　毕业实习是护理教学的重要组成部分,是护生将所学的理论知识与实践相结合并巩固加深的重要环节。通过毕业实习,护生可进一步培养自身良好的职业道德和全心全意为病人服务的思想;熟练护理操作,巩固临床专科护理理论和知识,了解和实践临床护理新技术和新业务。通过临床实践,护生可提高对常见病的防护能力、综合分析能力和解决问题的能力,成为具有良好职业素质和及时获取信息能力的合格护理人才。为满足护生在临床实习时的知识技能需求,进一步提升护理临床实习效果,编者从学校实习管理角度出发,整理了护理专业毕业实习常用知识,并以一问一答的形式呈现,期望能解决护生在临床实习中的一些困惑。

　　本手册分三部分内容,第一部分为毕业实习管理规范,含护士执业资格考试须知;第二部分为临床专科常用知识,该部分紧扣毕业实习基本要求,梳理内科护理、外科护理、妇产科护理、儿科护理和急危重症护理等各专科需要掌握的基本理论和基础知识；第三部分为毕业实习考核与评价，包括实习生的自我鉴定、实习医院评价和学校评价，以及临床护理常见操作评分标准。为方便护生使用，本手册特选择小开本，可以随身携带，满足日常实习所需。本手册适合护理教学管理人员、教师、临床护士和各学历护生使用。

由于编者的学识水平有限，加之时间仓促，本书难免存在缺点和错误，恳请各位老师、护理同仁指正和赐教。

编者

2017 年 6 月 3 日于杭州

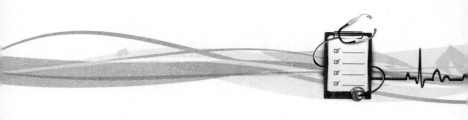

目　录

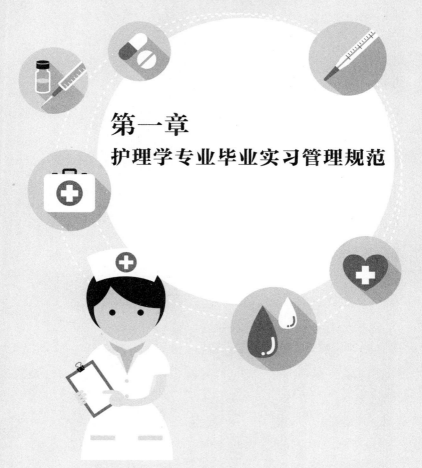

第一章

护理学专业毕业实习管理规范

第一节　毕业实习的组织安排

1.护理专业毕业实习为什么不能少于8个月?

答:根据《护士执业资格考试办法》,参加护士执业资格考试的报名条件中,第十二条规定,在中等职业学校、高等学校完成国务院教育主管部门和国务院卫生主管部门规定的普通全日制3年以上的护理、助产专业课程学习,包括在教学、综合医院完成8个月以上护理临床实习,并取得相应学历证书的,可以申请参加护士执业资格考试。

以本科院校的教学安排为例,毕业实习一般安排在当年的6、7月份开始,到次年的3、4月份结束,为期40周。

2.毕业实习可以去专科医院吗?

答:根据《护士执业资格考试办法》,报名参加护士执业资格考试要满足一定的条件(如上)。除在校学习外,还要在教学、综合医院完成护理临床实习,并取得毕业证书,才有资格参加考试。如果选择专科医院,就无法按照《护理学专业毕业实习大纲》完成所有临床专科的实习轮转了。

《护理学专业毕业实习大纲》的编制每所学校会有不

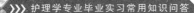

同,以护理学本科毕业实习40周为例,内科8周、外科8周、儿科4周、妇产科4周、急诊室4周、重症监护室6周、手术室4周、护理管理2周,此安排可按实习单位实际情况适当调整。针对不同学制、不同层次的护生毕业实习,在临床专科选择和时间安排上也会有差异。

3. 在临床实习,谁是指导老师呢?

答:作为承接护理学专业毕业实习的医院,由医院职能部门或护理部负责学生实习工作,并从护理部主任、科护士长到各个科室护士长等组成管理小组,负责实习计划的制订、实施、考核和总结等。各实习科室都设有专人负责日常的教学管理,也就是科室总带教,其在护理部及护士长的直接领导下,组织科室护士开展临床教学工作,并定期检查学生的实习情况,做好相应的记录。

所以说,实习医院的各级护士均为实习生的老师,都负有临床和教学的双重责任和义务。但因临床指导在毕业实习过程中起主导作用,且对学生具有潜移默化的影响,所以实习医院往往通过设定一些标准来选拔实习指导老师,以此来保证临床带教的质量和水平。要成为一名临床带教老师,首先要有一定的工作年限和技术职称,或业务精通,专业理论和技术扎实,乐于承担临床护理和实习带教双重工作,并具有良好的医德医风和服务态度,能胜任实习带教任务等。

4. 毕业实习期间要返校吗？

答：如果学校没有特殊安排，一般情况下，实习期间不需返校。护生的日常学习和实习工作均在实习医院完成，并由医院护理部负责实习教学计划的完成。学校可以安排教师或工作人员不定期下医院巡视，以了解护生实习和安全等情况。如学校要组织学生进行一些理论测试，以监督和反馈护生的实习效果，可以根据情况委托实习医院就地开展，或者集中所有学生返校进行。如需要学生集中返校的，由学校统一制作公函，并提前告知实习单位进行安排。

5. 毕业实习的成绩如何评定？

答：护理学专业毕业实习是人才培养的一个重要环节，也是护理教学的重要组成部分。学校委托实习单位开展临床教学，进一步提高护生的政治思想觉悟，增强爱伤观念，热爱本职工作，巩固在校学习的护理理论知识和操作技能，同时学习和了解临床新知识、新技术的开展和应用，提升整体护理能力、健康教育能力和管理能力等，为成为一名合格的护士奠定良好的基础。

实习单位根据《护理学专业毕业实习手册》中每个专科的实习任务和出科要求，组织开展临床实习教学活动，并在出科时对护生进行理论、技能等的综合考核，给予科室或专科的成绩评定。等到整个实习期结束时，由实习单位的护

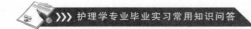
理部或临床教学管理部门汇总各科室出科成绩进行综合评定,给出护生整个实习阶段的最终成绩。实习成绩可以采取百分制或等级制,如按优秀、良好、一般、合格、不合格进行成绩评定。

（张 菊 娄 燕）

第二节　毕业实习注意事项

1. 实习前是否需要体检？

答：目前没有硬性规定。但为避免对患者造成影响，个别医院需要提供实习生的健康证明，如排除呼吸道传染性疾病的胸片检查结果，而且是下临床实习前半年内的结果才有效；或从医护人员自我防护的角度考虑，有些医院要求提供乙型肝炎病毒表面抗体阳性的检查结果。如果护生不确定自己的健康状况，可以在实习前到医院进行相关检测，如乙型肝炎病毒标志物的定性或定量检查，结果为阴性的可以进行重组乙型肝炎疫苗注射。

2. 实习期间，需要找工作或准备考研，可以请假吗？

答：为保证护生能顺利就业，或鼓励护生继续深造，学校和实习医院都会安排一定的假期用于参加就业招聘或考研复习。一般情况下，就业假不超过 1 周，考研复习在 2 周左右。这些假期按要求需要提前办理申请手续、经审批同意后执行。脱离实习岗位时间不太长的话，一般可以不用补实习。但个别学校可能在具体制度规定的时候，会要求

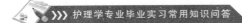

实习生在考研假结束后回到实习单位补相应实习周数。

3. 实习期间，如果生病了，该如何请假呢？

答：考勤是实习管理的一大重要内容，考勤情况则是实习生思想品质和劳动纪律的基本反映，也是实习生思想品质、劳动纪律评分的基础。为准确反映实习生的出勤情况，医院都会建立实习生各病区（室）轮转登记制度和考勤制度，并严格执行。考勤一般由实习科室登记，出科时由护理部（科教科）核准并填入"出科考核成绩登记表"中的考勤栏。

如果因病因事需要办理请假手续的，需先向实习医院申请批准。请假时间在 1 天以内的，经科室护士长或总带教同意即可；若 1 天以上，3 天以内的，还需到医院护理部审批；如请假超过 3 天的，需同时报学校审批通过；若请假超过 1 周的，根据情况安排补实习；累计超过 3 个月者，应随下一届学生实习和毕业。

实习生原则上不得无故请假，病假须有疾病证明，事假须有家长签字，未经准假而擅自离岗者作旷工处理。切忌无故缺岗或事后补假，以免对医院的正常工作造成影响。

4. 实习期间，节假日也要上班吗？

答：护理学专业的实习类似于顶岗实习，节假日应由医院按照国家标准负责安排休息或值班,不得擅自调班。

 5.实习期间,如何避免发生护理差错?

答:护理差错是指在护理工作中,因责任心不强、工作粗疏、不严格执行规章制度或违反技术操作规程等原因,给患者造成精神及肉体的痛苦,或影响医疗护理工作的正常进行,但未造成严重后果或构成事故。实习生初到临床,理论知识不够扎实,医院环境也不熟悉,再加上主观认识上的不足等,容易出现差错事故。

根据法律规定及临床护理工作的专业性,护理专业学生只有在注册护士的指导下,严格按照规程操作,才能从事临床护理工作。这是实习生工作的基本规范,也是避免常见护理差错的最有效保障。尤其在实习中后期,实习生和带教老师常容易疏忽这一点,才给差错有可乘之机。如果不慎发生了护理差错,作为当事人,实习生应该首先向带教老师或护士长报告,以便及时采取补救措施,不能抱着侥幸心理去隐瞒事实。

 6.实习期间,就业招聘信息如何获取?

答:实习期间,实习生分布在各个医院、各个科室。为保证就业相关信息能及时通知到每位同学,学校会建立多通道的信息发布渠道,及时转发相关招聘信息。从实习当

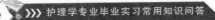

年年底开始到次年上半年,将会是就业招聘高峰期。实习生可以通过各大医院的官方网站了解意向医院的招聘公告,也可以通过关注意向医院的微信公众号等形式直接接收相关招聘信息。在获得就业招聘信息后,实习生应在不影响临床工作的前提下,合理安排时间参加意向医院组织的招聘工作,及时落实就业问题。

7. 实习结束后,需要交回学校哪些材料?

答:毕业实习前,学校就会下发《护理学专业毕业实习手册》《毕业实习总结表》等,以做毕业实习过程的记录和成绩评定用。当实习结束时,实习生要做好个人小结,医院护理部或职能部门则要对每个实习生的毕业实习表现进行总评,结合各个科室的轮转表现和评价,给出整个毕业实习的成绩评定。毕业实习成绩要归档保存,所以实习生在实习结束后,应及时将已签字盖章的实习总结和实习成绩带回学校。

（张　菊　程丽娟）

第三节　护士执业资格考试须知

 1. 护士执业资格考试考什么？

答：国家护士执业资格考试是评价申请护士执业资格者是否具备执业所必需的护理专业知识与工作能力的考试，是申请执业护士注册的基础。护士执业资格考试包括专业实务和实践能力两个科目，一次考试通过两个科目为考试成绩合格。

专业实务科目考查内容为运用与护理工作相关的知识，有效而安全地完成护理工作的能力。考试内容涉及与健康和疾病相关的医学知识，基础护理和技能，以及与护理相关的社会人文知识的临床运用能力等。

实践能力科目考查内容为运用护理专业知识和技能完成护理任务的能力。考试内容涉及疾病的临床表现、治疗原则、健康评估、护理程序及护理专业技术、健康教育等知识的临床运用等。

 2. 护士执业资格考试时间一般是什么时候？

答：国家护士执业资格考试一般在每年 5 月份举行。

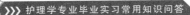

因为这是全国范围内的考试,所以在上一年年底即开始相关的考试组织工作。例如 2017 年的护士执业资格考试时间为 5 月上旬,但是报名、缴费等工作在 2016 年 12 月就开始了。

3.护士执业资格考试如何报名?

答:护士执业资格考试实行网上预报名、现场确认及缴费的形式确认报名资格。申请者需登录中国卫生人才网(http://www.21wecan.com),进行用户注册后,填报申报信息,上传个人照片,并打印报名申请表。报名信息经现场确认(到各地区指定地点),完成缴费,才算完成报名手续。

4.错过报名、缴费时间还能参加当年的考试吗?

答:根据卫生部《护士执业资格考试办法》,未按期进行现场确认者、未按期完成缴费者视为自动放弃本次考试,即不能再参加当年的执业资格考试。所以务必关注报名、缴费时间,切勿错过,否则会造成不必要的麻烦,甚至影响当年的就业。以 2017 年为例,网上预报名时间为 2016 年 12 月 15 日至 2017 年 1 月 5 日,现场确认时间为 2016 年 12 月 16 日至 1 月 6 日,网上缴费时间为 2016 年 12 月 16 日至 2017 年 1 月 15 日。

5. 参加护士执业资格考试，有参考书吗？

答：卫生部每年会修订护士执业资格考试大纲，考生可以根据大纲要求进行复习准备。复习教材应以人民卫生出版社出版的本科护理学系列规划教材为准，参考全国护士执业资格考试用书编写专家委员会编写、人民卫生出版社出版的系列参考书。当然，一边复习还要一边进行模拟测试，才能监控复习效果。考生可以利用学习软件，进行历年真题或模拟题的训练，如雪狐狸等。

6. 护士执业资格证书与合格人员登记表如何领取？

答：执业护士资格证考试合格人员登记表是领取护士执业资格证书前登记填写的，并以此作为资格证的发放依据。每年登记填表及发证的时间不同，大概为次年1月至3月，一般由学校或医院统一组织办理，具体要以各地市人事考试中心通知为准。考生拿到护士执业资格证书归自己保管，合格人员登记表则归入个人档案。

（张　菊　程丽娟）

附录1

护理学专业（本科）毕业实习大纲参考

护理学专业（本科）毕业实习共 40 周，包括内科 8 周、外科 8 周、妇产科 4 周、儿科 4 周、急诊室 4 周、手术室 4 周、ICU6 周、护理管理 2 周。

一、护理学基础

护理学基础是各科护理的基础，通过各临床科室的实习，实习生能说明、叙述或阐述有关护理学基础的知识，并熟练进行各项基础护理操作技能。在毕业实习过程中，实习生应举止端庄稳重，对待病人态度和蔼热情，能运用有效沟通技巧与病人建立良好的护患关系；能以现代护理观为指导，将病人视为生物、心理、社会的统一体，学习运用护理程序的科学工作方法，为病人提供优质的护理服务。

1. 概括介绍医院的规章制度、病区护理管理的内容、查对和交接班制度的内容、分级护理的目的及实施要求。

2. 区别传统护理和现代护理的本质不同。

3. 阐述不同岗位护士的职责。

4. 阐述护理操作原则，如无菌操作原则、隔离消毒原则、给药原则、注射原则、检验样品采集原则等。

5.阐述医院常用物品的消毒、灭菌方法。

6.列出医院膳食的种类、适应证及饮食原则。

7.列出冷热疗法的影响因素及禁忌证。

8.说出药物的保管要求。

9.列举需做药物敏感试验的药物,阐述其皮试液的浓度、稀释方法及皮试结果的判断,阐述过敏性休克的表现、处理及破伤风抗毒素脱敏注射法。

10.列举输液故障的原因,并能对不同输液故障进行妥善处理;能对不同药液、不同病人进行滴速调节。

11.阐述各种输液、输血反应的原因及防治方法。

12.列出常用洗胃液及其适应证和禁忌证。

13.运用沟通技巧与病员有效沟通,针对患者具体情况给予必要的健康教育及其他支持;与患者建立良好的护患关系。

14.能准备备用床、暂空床、麻醉床,为卧床患者更换床单。

15.运用紫外线灯管进行空气消毒。

16.能熟练进行口腔护理、预防褥疮(压疮)护理。

17.测量生命体征及记录。

18.进行病人出入院护理。

19.能正确使用热水袋、冰袋,能进行温水、酒精擦浴并指导病人坐浴。

20.能正确分发口服药并根据其性质指导病员服药。

21.能进行超声雾化吸入。

22.能进行皮内、皮下、肌肉注射,能正确判断皮试结果。

23.能进行静脉注射、静脉输液、静脉输血。

24.根据病情给病员正确安置卧位,能辅助病员翻身。

25.常用检验标本的采集(大小便标本、痰标本、静脉血标本、动脉血标本等)。

26.能进行吸氧、吸痰、鼻饲。

27.能安全搬运病人、熟悉保护具的使用。

28.能进行大量、小量不保留灌肠、肛管排气(1～3次)。

29.进行女病人导尿术、留置导尿术。

30.能熟练进行医嘱处理及临床护理表格书写。

31.能进行尸体料理。

32.见习洗胃法、头皮静脉注射法、颈外静脉插管输液法、锁骨下静脉插管输液法、人工呼吸机的使用。

二、内科护理

通过8周内科护理毕业实习,学员能进一步巩固内科护理的基本理论、基本知识和基本技能,运用所学的专业知识和技能对常见病、多发病和危重病人进行病情观察及护理,能为病人提供整体护理。

1.对下列内科护理学中常见病种能了解其病因,熟悉护理评估重点,掌握主要护理诊断和护理措施。

(1)呼吸系统:慢性支气管炎;肺炎;肺气肿;慢性肺源性心脏病;呼吸衰竭;肺结核;支气管哮喘。

(2)循环系统:心力衰竭;冠心病;原发性高血压;瓣膜性心脏病;心律失常。

(3)消化系统:慢性胃炎;消化性溃疡;肝硬化。

(4)泌尿系统:慢性肾炎;尿路感染;肾功能不全。

(5)血液系统:贫血;白血病;出血性疾病。

(6)神经系统:急性脑血管病。

(7)内分泌系统:糖尿病;甲状腺功能亢进症。

2.掌握下列内科护理学中的操作流程。

(1)正确接待、安置新病人,进行入院护理。

(2)规范地进行护理体检,正确收集护理评估资料,并进行规范的书写记录。

(3)运行护理程序,对内科各系统常见病人进行整体护理。

(4)运用沟通技巧,对病人进行心理护理,保健指导和卫生宣教。

(5)进行内科常用护理基础操作:T、P、R、BP 测量;护理体位的应用;超声雾化吸入法;氧疗法;物品的消毒与保管;药物应用途径的选择及操作;过敏试验;冷热疗法;口腔护理;皮肤护理;铺床法;叩击法;医嘱处理;尸体料理等。

(6)采集下列标本的方法和要求:肝功能;血气分析;血

沉;抗链球菌溶血素"O"试验;血电解质;血脂;血糖;血肌酐、尿素氮;血淀粉酶;心肌酶谱;清洁中段尿培养标本;大便隐血试验;口服葡萄糖耐量试验;PSP试验;内生肌酐清除率。

（7）对糖尿病病人进行尿糖测定,并能准确注射胰岛素。

3.了解下列内科诊治操作配合工作:术前、术中、术后。

（1）胸腔穿刺。

（2）腹腔穿刺。

（3）骨髓穿刺。

（4）腰椎穿刺。

（5）三腔二囊管压迫止血。

三、外科护理

通过8周外科实习,学生能进一步巩固外科护理的基本理论知识和基本技能,能进行常见外科疾病(包括普外、脑外、胸外、泌尿外科、骨科)的病情观察及整体护理。

1.能进行下列外科护理中常见的手术前后护理:甲状腺疾病;乳腺癌;阑尾炎;腹外疝;腹膜炎;腹部损伤;胃与十二指肠疾病;肠梗阻;直肠肛管疾病;胆道疾病;大隐静脉曲张;肝胰疾病。

2.能进行下列外科基本护理操作:更换引流袋/瓶(腹腔引流管、胸腔引流管、胃肠减压管、T形管);备皮;换药;

拆线;导尿;灌肠;插胃管;抽血;输液;输血;各种铺床法;T、P、R、BP 测量;护理体位的应用;超声雾化吸入法;物品的消毒与保管;口腔护理;皮肤护理;无菌操作;医嘱处理。

3. 说出外科病房护士各班职责;能正确书写交接班报告和口头交接班。

4. 能进行各种常见护理仪器、设备的使用。

5. 学会各种造影检查或特殊检查护理配合。

6. 学会泌尿外科病人的特殊检查配合及病情观察护理;脑外科病人的观察及护理;胸外科病人术前术后护理;骨科常见病护理。

7. 在带教老师的指导下,每人分管 3～4 张床位,运用护理程序的方法,对病人进行整体护理。

四、手术室护理

通过 4 周手术室实习,学生能在各种常见手术的配合中熟练掌握洗手护士、巡回护士的工作职责及手术室的日常工作。

1. 能掌握洗手护士、巡回护士的工作职责,学会常见手术(如阑尾切除术、疝修补术、大隐静脉结扎、胆囊切除术、甲状腺大部切除术、胃大部切除术等)及泌尿外科、脑外科、心胸外科、骨科、妇产科(剖宫产)手术的配合 。

2. 熟知手术室常用灭菌术,手术人员无菌准备和手术病人的消毒,手术室常用物品准备,常用手术器械的名称、用途和用法。

五、急诊护理

通过 4 周急诊室实习,学生能较好地掌握急诊室工作中所必需的基础理论、基本知识和基本技能,运用所学的专业知识和技能对急诊病人进行护理,具备常见急症的应急处理能力和配合抢救能力。

1. 说出急诊室的布局特点、工作制度、各班护士的职责和急诊室的规章制度,能独立进行急诊室的一般常规工作。

2. 学会对急诊病人的护理评估,能进行预检工作,能识别主要传染病。

3. 学会下列急症的处理原则:高热;创伤;急性中毒;昏迷;心搏骤停;急腹症;休克;大咯血;上消化道出血;脑血管意外;急性心力衰竭(急性肺水肿);急性呼吸衰竭。

4. 熟悉下列各项基本操作及有关注意事项,包括:人工呼吸、胸外心脏按压;止血包扎术;洗胃术;三腔二囊管应用;动静脉穿刺术;呼吸机应用;床边心电监护;气管内插管术等。

六、重症监护

通过 6 周重症监护室实习,学生能较好地掌握重症监护室实际工作中所必需的基础理论、基本知识和基本技能,运用所学的专业知识和技能对危重病人进行护理,具备常见急危重症的应急处理能力、配合抢救和监护能力。

1. 能说出 ICU 的设置、环境布置、各项规章制度和护士的工作职责。

2. 学会并掌握心电监护、急救技术和常用急救药物的应用。

3. 学会心、肺、脑、肾、肝等脏器功能监测,在紧急情况下能配合医生进行心搏骤停、急性心肌梗死、严重心律失常、脑溢血和心、脑、胸外科及普外科等危重病人的急救。

4. 学会心电监护仪、人工呼吸机等常用设备的使用,配合医生进行漂浮导管检查及中心静脉压的测定。

七、妇产科护理

通过 4 周妇产科实习,学生能进一步巩固妇产科护理的基本理论知识,能进行生理产科及常见病理产科的病情观察及护理,能进行妇科常见疾病的病情观察及护理,能为计划生育妇女提供整体护理。

(一)产科

1. 能正确书写产科门诊病历、产科护理病史记录,掌握入院处置。

2. 熟悉产前护理评估的主要内容,能为孕妇制订有关孕期健康的指导计划。学会产前检查。观察产程进展,熟悉各期产程的护理要点,在带教老师的指导下,平产接生

2～3次。正规填写待产、分娩记录。学会肛门指诊、会阴冲洗、大量不保留灌肠、导尿、输血法等操作。熟悉会阴侧切及剖宫产术的术前准备及术后护理。

3.熟悉新生儿体检的注意点，了解新生儿窒息抢救。学会新生儿脐部护理、臀部护理、沐浴及预防接种。

4.区别正常和异常妊娠；掌握常见异常妊娠及并发症的预防、处理原则及护理措施。

5.掌握产后护理要点，学会产后会阴护理、乳房护理等操作。

6.了解产科常用药物的作用机制、剂量、副作用和给药途径。

(二)妇科

1.正确书写妇科护理病史，制订护理计划。

2.掌握妇科常见病的护理评估、处理原则及护理要点。

3.了解妇科各种手术指征，做好术前准备、观察病情、术后护理。了解子宫全切术和附件切除术的全过程。

4.了解妇科特殊检查的护理要点。学会阴道灌洗、子宫颈上药、外阴热敷、坐浴等操作。

(三)计划生育

1.熟悉计划生育的各种措施，学会计划生育宣教，了解其适应证、禁忌证及术中注意事项。

2.掌握计划生育如放环、取环、人工流产、中期引产的产妇的护理措施。

八、儿科护理

通过 4 周儿科实习,学生能熟练掌握儿科常见病的护理基本理论、基本知识、基本技能,并能运用护理程序,对儿科常见疾病的患儿实施整体护理。在护理过程中表现出爱护儿童,并以良好的言行去教育、影响儿童。

1.说出儿科基础知识,掌握或熟悉儿科常见病、多发病的下列内容。

(1)描述儿科医疗机构的组织特点,小儿生长发育的正常指标及生理变化,能熟练配制各种液体(4:1 液、3:2:1 液、4:3:2 液等),正确安排补液的先后顺序,正确调节输液滴速。

(2)叙述小儿常见病、多发病的临床特点、病情观察和护理,并能运用护理程序,制订出护理计划,包括:①小儿支气管炎、肺炎;②婴幼儿腹泻;③佝偻病;④肾炎、肾病;⑤营养性贫血;⑥脑膜炎。

(3)简述小儿惊厥、急性心力衰竭、急性呼吸衰竭的临床表现,在急救处理中,能迅速列出护理诊断,采取护理措施。

2.能独立完成儿科常用护理技术操作方法。

(1)掌握护理操作步骤,并能独立完成以下项目:①儿科铺床法;②体温、脉搏、呼吸、血压测量法;③身高、体重测量法;④各种标本收集法;⑤口腔、皮肤、臀部的护理;⑥氧吸入法;⑦喂奶法、喂药法;⑧超声雾化吸入法;⑨皮内、皮下、肌肉注射法。

(2)熟悉护理操作步骤,并在老师指导下完成以下项目:①头皮静脉注射;②股静脉穿刺;③鼻饲法;④灌肠法;⑤各种穿刺的术前准备、术中配合和术后护理。

九、护理管理

通过2周护理管理实习,学生能熟悉医院护理部、科室护理单元的日常管理工作,初步了解各级护理管理人员的工作职责和工作内容,提升临床护理管理能力。

(一)护理部、科护士长管理

1.了解护理管理在整个医院管理中的地位和作用。

2.了解医院护理管理指挥系统及其管理方法。

3.了解医院护理人员的编制及分工、医护比例、医院护士床位比。

4.了解科护士长职责及其管理方法。

5.了解护理人员技术职称与职责、护理业务技术和科研管理。

6.了解护理业务技术、科研技术资料档案的管理,参观医院新业务及新技术。

7.熟悉医院护理管理的各项制度及其主要内容。

8.熟悉医院护理质量标准,了解护理质量与安全管理的理论与方法。

(二)病房管理

1.了解病房护士长的岗位工作职责和日常管理工作。

2.了解护理人员的编制(病房护士床位比)、分工及安排,业务培训及考核方法。

3.了解护士长日、周、月、年计划的制订、总结及具体执行情况。

4.了解病房各项规章制度及其内容(如交接班制度、查对、探视、陪护、物品保管、差错事故管理、分级护理、抢救工作、消毒隔离等制度)。

5.熟悉护理质量和安全的管理方法。

6.熟悉病房护理质量标准的分类(如要素质量标准、过程质量标准、终末质量标准)。

7.掌握病房护理质量标准化管理的内容。

(任蔚虹　程丽娟 整理)

附录 2

护士执业资格考试办法①

第一条　为规范全国护士执业资格考试工作,加强护理专业队伍建设,根据《护士条例》第七条规定,制定本办法。

第二条　卫生部负责组织实施护士执业资格考试。国家护士执业资格考试是评价申请护士执业资格者是否具备执业所必需的护理专业知识与工作能力的考试。

考试成绩合格者,可申请护士执业注册。

具有护理、助产专业中专和大专学历的人员,参加护士执业资格考试并成绩合格,可取得护理初级(士)专业技术资格证书;护理初级(师)专业技术资格按照有关规定通过参加全国卫生专业技术资格考试取得。

具有护理、助产专业本科以上学历的人员,参加护士执业资格考试并成绩合格,可以取得护理初级(士)专业技术资格证书;在达到《卫生技术人员职务试行条例》规定的护师专业技术职务任职资格年限后,可直接聘任护师专业技

---

①　卫生部、人力资源社会保障部令第 74 号。

术职务。

第三条　护士执业资格考试实行国家统一考试制度。统一考试大纲,统一命题,统一合格标准。

护士执业资格考试原则上每年举行一次,具体考试日期在举行考试 3 个月前向社会公布。

第四条　护士执业资格考试包括专业实务和实践能力两个科目。一次考试通过两个科目为考试成绩合格。

为加强对考生实践能力的考核,原则上采用"人机对话"考试方式进行。

第五条　护士执业资格考试遵循公平、公开、公正的原则。

第六条　卫生部和人力资源社会保障部成立全国护士执业资格考试委员会。主要职责是:

(一)对涉及护士执业资格考试的重大事项进行协调、决策;

(二)审定护士执业资格考试大纲、考试内容和方案;

(三)确定并公布护士执业资格考试成绩合格线;

(四)指导全国护士执业资格考试工作。

全国护士执业资格考试委员会下设办公室,办公室设在卫生部,负责具体工作。

第七条　护士执业资格考试考务管理实行承办考试机构、考区、考点三级责任制。

第八条　承办考试机构具体组织实施护士执业资格考

试考务工作。主要职责是：

（一）组织制定护士执业资格考试考务管理规定，负责全国护士执业资格考试考务管理；

（二）组织专家拟定护士执业资格考试大纲和命题审卷的有关规定并承担具体工作；

（三）负责护士执业资格考试考生信息处理；

（四）组织评定考试成绩，提供考生成绩单和护士执业资格考试成绩合格证明；

（五）负责考试结果的统计分析和考试工作总结，并向护士执业资格考试委员会提交工作报告；

（六）负责建立护士执业资格考试命题专家库和考试题库；

（七）指导考区有关考试的业务工作。

第九条　各省、自治区、直辖市及新疆生产建设兵团设立考区。省、自治区、直辖市人民政府卫生行政部门及新疆生产建设兵团卫生局负责本辖区的考试工作。其主要职责是：

（一）负责本考区护士执业资格考试的考务管理；

（二）制定本考区护士执业资格考试考务管理具体措施；

（三）负责审定考生报名资格；

（四）负责指导考区内各考点的业务工作；

（五）负责处理、上报考试期间本考区发生的重大问题。

省、自治区、直辖市人民政府卫生行政部门及新疆生产建设兵团卫生局可根据实际情况,会同人力资源社会保障部门成立护士执业资格考试领导小组。

第十条 考区根据考生情况设置考点,报全国护士执业资格考试委员会备案。考点设在设区的市。考点的主要职责是:

(一)负责本考点护士执业资格考试的考务工作;

(二)执行本考点护士执业资格考试考务管理具体措施;

(三)受理考生报名,核实报名材料,初审考生报名资格;

(四)负责为不能自行上网打印准考证的考生打印准考证;

(五)处理、上报本考点考试期间发生的问题;

(六)发给考生成绩单和护士执业资格考试成绩合格证明。

第十一条 各级考试管理机构要有计划地培训考务工作人员和监考人员,提高考试管理水平。

第十二条 在中等职业学校、高等学校完成国务院教育主管部门和国务院卫生主管部门规定的普通全日制3年以上的护理、助产专业课程学习,包括在教学、综合医院完成8个月以上护理临床实习,并取得相应学历证书的,可以申请参加护士执业资格考试。

第十三条　申请参加护士执业资格考试的人员,应当在公告规定的期限内报名,并提交以下材料:

(一)护士执业资格考试报名申请表;

(二)本人身份证明;

(三)近6个月二寸免冠正面半身照片3张;

(四)本人毕业证书;

(五)报考所需的其他材料。

申请人为在校应届毕业生的,应当持有所在学校出具的应届毕业生毕业证明,到学校所在地的考点报名。学校可以为本校应届毕业生办理集体报名手续。

申请人为非应届毕业生的,可以选择到人事档案所在地报名。

第十四条　申请参加护士执业资格考试者,应当按国家价格主管部门确定的收费标准缴纳考试费。

第十五条　护士执业资格考试成绩于考试结束后45个工作日内公布。考生成绩单由报名考点发给考生。

第十六条　考试成绩合格者,取得考试成绩合格证明,作为申请护士执业注册的有效证明。

第十七条　考试考务管理工作要严格执行有关规章和纪律,切实做好试卷命制、印刷、发送和保管过程中的保密工作,严防泄密。

第十八条　护士执业资格考试实行回避制度。考试工作人员有下列情形之一的,应当回避:

（一）是考生近亲属的；

（二）与考生有其他利害关系，可能影响考试公正的。

第十九条　对违反考试纪律和有关规定的，按照《专业技术人员资格考试违纪违规行为处理规定》处理。

第二十条　军队有关部门负责军队人员参加全国护士执业资格考试的报名、成绩发布等工作。

第二十一条　香港特别行政区、澳门特别行政区和台湾地区居民符合本办法规定和《内地与香港关于建立更紧密经贸关系的安排》《内地与澳门关于建立更紧密经贸关系的安排》或者内地有关主管部门规定的，可以申请参加护士执业资格考试。

第二十二条　本办法自 2010 年 7 月 1 日起施行。

（娄　燕整理）

附录3

2017 年护士执业资格考试考生须知[①]

2017 年护士执业资格考试时间定于 2017 年 5 月 6、7、8 日举行,为确保顺利参加考试,请广大考生仔细阅读以下注意事项。

一、考试报名(包括网上预报名、现场确认及缴费)

(一)网上预报名

1. 时间:2016 年 12 月 15 日至 2017 年 1 月 5 日。

2. 流程:登录中国卫生人才网(http://www.21wecan.com)→用户注册→填写申报信息→上传照片→打印报名申请表→若发现信息有误,修改信息(证件类型、证件号不得修改)→重新提交信息→重新打印申请表。

3. 要求:

(1)用户注册时,请准确填写注册信息并牢记注册邮箱和密码,它们是登录网上报名系统进行信息修改、找回密

---

① 中国卫生人才网,http://www.21wecan.com。

码、网上支付等操作的唯一识别依据,注册邮箱务必真实有效,以保证您丢失密码时,能够收到我们发出的密码重置邮件。

(2)每个注册邮箱只能对应一个考生信息,不同考生请勿使用同一邮箱进行报名,否则将导致考生信息丢失。

(3)每个证件编号仅能注册一次,一旦输入错误将影响本人或其他人报考。如证件编号已被其他人注册,请考生携带本人身份证前往当地的考点或报名点申请重新注册报名。

(4)报考信息(不包括证件类型、证件编号)填写有误的,考生可于网上预报名期间登录系统修改并重新提交,核对无误后重新打印申请表,确保用于现场确认的申请表信息与报名系统的最终信息一致。

(二)现场确认

1.时间:2016 年 12 月 16 日至 2017 年 1 月 6 日(具体确认时间由各地区自行确定)。

2.要求:

(1)考生须携带申请表(所在学校、单位或人事档案所在地审查盖章)和相关证明材料(包括原件和复印件),进行现场确认。考生在确认单上签字后,不得再对报名信息进行修改。

(2)请密切关注本地区现场确认时间的通知,未按期进行现场确认者视为自动放弃本次考试。

(三)缴费

1.网上缴费：北京、天津、内蒙古、辽宁、江苏、浙江、安徽、山东、河南、广西、海南、重庆、四川、宁夏、新疆兵团考区采用网上缴费方式，考生须在现场确认后于 2016 年 12 月 16 日至 2017 年 1 月 15 日期间完成网上缴费。

2.现场缴费：未采用网上缴费的考区，请考生密切关注本地区的缴费通知。

3.未按期完成缴费者视为自动放弃本次考试。

二、资格审核

考生在网上报名及现场确认结束后，可登录中国卫生人才网（http://www.21wecan.com），查询个人资格审核情况。

三、网上打印准考证

通过报名资格审核的考生，于 2017 年 4 月 12 日至 5 月 6 日登录中国卫生人才网，点击"2017 年护士执业资格考试准考证打印入口"，填写姓名、证件类型、证件编号，下载打印准考证，作为参加考试的凭证。

四、考试时间

考试时间	批次	考试科目	时间
5月6日	第一批次	专业实务	8:30～10:10
		实践能力	10:55～12:35
	第二批次	专业实务	14:00～15:40
		实践能力	16:25～18:05
5月7日	第三批次	专业实务	8:30～10:10
		实践能力	10:55～12:35
	第四批次	专业实务	14:00～15:40
		实践能力	16:25～18:05
5月8日	第五批次	专业实务	8:30～10:10
		实践能力	10:55～12:35
	第六批次	专业实务	14:00～15:40
		实践能力	16:25～18:05

　　每半天为一个轮次，共分6轮次进行考试。考生将随机分配至其中一个轮次，参加专业实务和实践能力两个科目的考试，以准考证上考试时间为准。

　　纸笔考试时间（仅限于甘肃的兰州和省直两个考点）：

考试科目	考试日期及时间	
专业实务	5月6日	9:00～11:00
实践能力		14:00～16:00

五、成绩查询和成绩单网上打印

考试成绩将于考后 45 个工作日进行公布,考生可凭本人准考证号和有效证件号登录中国卫生人才网(http://www.21wecan.com),进入"成绩查询"专区查询成绩,成绩以标准分形式报告,务请考生在规定时间内下载打印并妥善保管成绩单,逾期无法补打和补办。

护士执业资格考试试题均为客观题,采用计算机统一评分,不接受成绩复核申请。

成绩合格证明将作为申请护士执业注册的有效证明,请妥善保管。

备注:每年的具体安排可关注中国卫生人才网(http://www.21wecan.com)的通知,以及考生所在学校、单位或人事档案所在地发布的具体通知。以浙江省杭州市为例,其市属报名点和现场确认点设在杭州市人事考试办公室(杭州市中河中路 242 号),联系电话是 0571-85456079,登录培训考试网(http://www.ttt.gov.cn)可以进行相关信息的浏览和文件的下载。

(张 菊 整理)

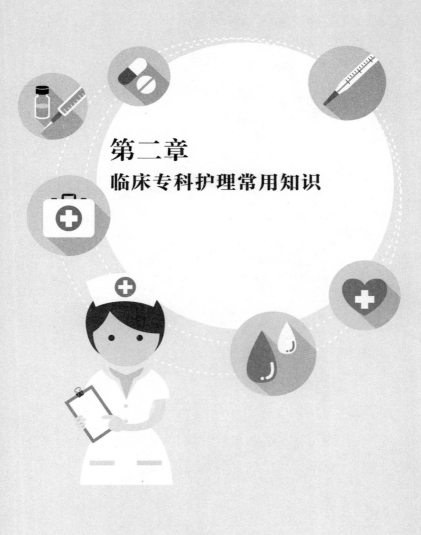

第二章
临床专科护理常用知识

第一节　内科护理

一、呼吸内科

1.常用雾化吸入药有哪几类？请举例。

答:常用雾化吸入用药包括:

(1)支气管扩张药:松弛支气管平滑肌,降低气道阻力而平喘。

①拟肾上腺素药:肾上腺素、麻黄碱、异丙肾上腺素、沙丁胺醇、特布他林。

②茶碱类:如氨茶碱。

③M-胆碱受体阻断药:异丙托溴铵。

(2)抗炎平喘药:抑制炎症反应。常用有皮质激素类、倍氯米松等。

(3)抗过敏药:抑制过敏介质释放和轻度的抗炎作用。如酮替芬、色甘酸钠等。

2.激素有什么作用及副作用?

答:(1)激素的作用:

①对物质代谢的影响:增加肌酐糖原含量、升高血糖;加速蛋白质分解代谢,造成负氮平衡。

②允许作用:对有些组织细胞虽无直接活性作用,但可给其他激素发挥作用创造有利条件。

③抗炎作用:在急性炎症初期,缓解红肿热痛等症状,在后期可抑制胶原蛋白、黏多糖的合成及肉芽组织增生,防止粘连及瘢痕形成。

④免疫抑制与抗过敏作用:能减少过敏介质的产生,抑制因过敏介质所致的炎症反应,减轻过敏性症状。

⑤抗休克作用:常用于感染中毒性休克的治疗。

⑥其他:A.退热作用;B.血液与造血系统:刺激骨髓造血、减弱细胞浸润与吞噬活动;C.骨骼:抑制成骨细胞活力,使骨盐不易沉积;D.中枢神经系统:提高中枢的兴奋性;E.消化系统:增加胃酸的分泌,促进消化。

(2)激素的副作用:

①长期大剂量应用引起的不良反应:A.消化系统并发症:诱发或加剧胃、十二指肠溃疡,甚至造成出血或穿孔;B.诱发、加重感染;C.白内障和青光眼;D.医源性肾上腺皮质功能亢进症:满月脸、水牛背、水肿、高血压、低血钾、糖尿病;E.心血管系统并发症:高血压、动脉粥样硬化;F.骨质疏松、肌肉萎缩、伤口愈合延迟、生长发育迟缓;G.对妊娠的影响:增加胎盘功能不全、新生儿体重减少或死胎的发生率;H.糖尿病;I.其他:可诱发精神异常或癫痫发作。

②停药反应:A.医源性肾上腺皮质功能不全:恶心、呕吐、乏力、低血压和休克等;B.反跳现象:缓慢减药;C.糖皮质激素抵抗。

3.服用华法林患者的宣教内容有哪些?

答:(1)嘱患者严格按照医嘱服药,如果漏服一次剂量立即补服。不要一次双倍服药,告诉医生遗漏服药的次数。

(2)在平衡膳食的前提下,适当减少含维生素K高的食物,如猪肉、牛奶、包心菜、莴笋、西蓝花、奶酪等。

(3)使用软毛牙刷刷牙,不用牙线,预防牙龈出血;不用电动剃须刀;患者静脉/肌肉注射后需要按压穿刺部位,预防出血和血肿形成。

(4)告诉患者勿饮酒,不要自行服用药店里买的药,尤其是含阿司匹林和布洛芬的药。

(5)在抗凝治疗期间患者应随身携带抗凝药物使用卡,包括疾病诊断、药名、剂量等。告诉患者在做牙科或其他外科手术前,通知医生正在接受华法林治疗。

4.如何判断病人水肿程度?如何进行简易评估?

答:(1)水肿程度判断标准:

1+ 轻度水肿:凹陷2mm并且很快恢复;

2+ 中度水肿:凹陷4mm,需要10~15秒恢复;

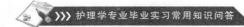

3＋ 中重度水肿:凹陷 6mm,需要 1 分钟恢复;

4＋ 重度水肿:凹陷 8mm,需要 2～5 分钟恢复。

(2)简易水肿评估法:

1 度:脚踝以下水肿;

2 度:小腿以下水肿;

3 度:大腿以下水肿;

4 度:全身水肿。

5.阻塞性肺疾病应如何进行氧疗?

答:阻塞性肺疾病的氧疗方式为低流量、低浓度持续性给氧。一般低流量吸氧 1～2/min,吸氧时间＞15h/d。

6.呼吸困难有哪些常见原因?

答:呼吸困难多见于气道梗阻、气胸、哮喘/COPD、急性肺水肿等。

7.患者发生咯血时如何处理?

答:见下图。

发现患者咯鲜红色血（24小时咯血量大于500mL，一次咯血量大于300mL为大咯血）

（1）立即通知医生
（2）立即患侧卧位，必要时头低脚高
（3）保持呼吸道通畅，鼓励患者将血液轻轻咯出
（4）口内放张口器，用杨克式吸头吸出血块
（5）吸氧
（6）建立静脉通路
（7）SpO_2、心电监护
（8）心理安慰

评估是否发生窒息 —— 是 —— 立即气管插管或气管切开，心跳呼吸停止行CPR

否

1.确认有效医嘱并执行：
（1）止血药物如垂体后叶素、立止血等
（2）静脉输液
（3）必要时备血、输血
（4）栓塞止血
（5）必要时做好纤支镜及手术准备

2.监测：
（1）生命体征及意识
（2）咯血量、速度，性质，颜色
（3）SpO_2
（4）肺部体征
（5）心理状况
（6）药物作用与副作用

3.保持舒适：
（1）保持安静，提供心理支持，消除恐惧
（2）及时清除血污
（3）口腔护理
（4）健康教育，勿进食过热的食物，避免活血化瘀的营养品，避免剧烈咳嗽及用力排便

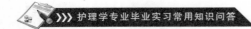

8.患者发生低血糖,该如何紧急处理?

答:见下图。

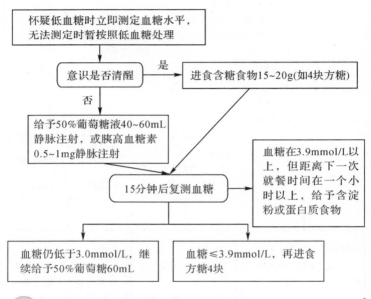

怀疑低血糖时立即测定血糖水平,无法测定时暂按照低血糖处理

意识是否清醒 —是→ 进食含糖食物15~20g(如4块方糖)

否

给予50%葡萄糖液40~60mL静脉注射,或胰高血糖素0.5~1mg静脉注射

15分钟后复测血糖 → 血糖在3.9mmol/L以上,但距离下一次就餐时间在一个小时以上,给予含淀粉或蛋白质食物

血糖仍低于3.0mmol/L,继续给予50%葡萄糖60mL

血糖≤3.9mmol/L,再进食方糖4块

9.呼吸科常见微泵控速药物有哪些?

答:垂体后叶素、单硝酸异山梨酯-欣康、硝酸异山梨酯-爱倍、氨茶碱等。

二、内分泌科

1.糖尿病的诊断依据有哪些?

答:(1)糖尿病症状＋随机血糖≥11.1mmol/L;糖尿病典型症状指多尿、多饮和无法解释的体重减轻。

(2)空腹血糖≥7 mmol/L。

(3)餐后 2h 血糖≥11.1 mmol/L。

2.简述糖尿病的常见分型。

答:(1)1 型糖尿病:发病年龄轻,大多＜30 岁,起病突然,多饮,多尿,多食,消瘦症状明显,血糖水平高,不少患者以酮症酸中毒为首发症状,血清胰岛素和 C 肽水平低下,糖尿病自身抗体 ICA(抗胰岛素自身抗体)、IAA(胰岛细胞抗体)、GAD(谷氨酸脱羧酶抗体)可呈阳性。单用口服药无效,需用胰岛素治疗。

(2)2 型糖尿病:常见于中老年人,肥胖者发病率高,常伴有高血压、血脂异常、动脉硬化等。起病隐匿,早期无症状,或仅有轻度乏力、口渴,血糖增高不明显者需做糖耐量试验才能确诊。血清胰岛素水平早期正常或增高,晚期低下。

3.患者发生糖尿病酮症酸中毒如何处理?

答:(1)密切观察病情:立即开通两路以上静脉,注意血糖监测,及时发现低血糖,每1～2小时监测血糖、尿糖和尿酮体等,尤其是症状不典型者及老年人,应适当增加监测次数,以便随时发现病情变化。

(2)酮症酸中毒者:需持续静滴普通胰岛素,将体内的酮体排出体外,宜采用小剂量胰岛素治疗方案(每小时每千克体重0.1U),且简便、有效、安全。控制胰岛素输入的速度,血糖下降的速度一般以每小时约降低3.9～6.1mmol/L为宜,尽量避免引起脑水肿、低血糖等症状。

(3)为防止发生低血糖,当血糖降至3.9mmol/L时,改输5%葡萄糖注射液并加入普通胰岛素(按每3～4g葡萄糖加1U胰岛素计算)。定时监测血糖,根据血糖变化及时调整胰岛素的静滴速度,并加强巡视,注意询问有无心慌、头晕、冷汗等低血糖症状出现,及早发现,及早处理。

(4)护理措施:

①输液:是急救最首要、最关键的措施。

②胰岛素治疗:小剂量胰岛素静脉滴注0.1U/kg·h。血糖降至13.9mmol/L时改为每3～4g葡萄糖加1U胰岛素;尿酮消失后,根据病人情况调节胰岛素量。

③纠正电解质、酸碱平衡紊乱。

④防治诱因和处理并发症:包括休克、严重感染、心衰、心律失常、脑水肿等。

⑤病情监测:早期发现,观察和记录神志、生命体征、出入量,监测并记录血糖、尿糖、血酮、尿酮及血气分析和电解质。

⑥急救护理。

三、消化内科

1. 造成肝硬化的病因有哪些?

答:造成肝硬化的病因包括:病毒性肝炎;酒精中毒;胆汁淤积;非酒精性脂肪性肝炎;循环障碍;日本血吸虫病;化学毒物或药物;营养障碍;遗传和代谢性疾病;自身免疫性肝炎。

2. 消化道出血的临床表现有哪些?

答:呕血与黑便;失血性周围循环衰竭;急性失血性贫血;氮质血症;发热。

3. 上消化道大出血的护理措施有哪些?

答:(1)休息:绝对卧床休息,采取舒适体位或平卧位,可将下肢抬高。

(2)治疗护理:建立静脉通路,及时准确补充血容量,给予止血药物。

(3)严密观察病情变化:观察生命体征,如出现血压下降、心率加快、脉细数、面色苍白、出冷汗、皮肤湿冷,提示为微循环不足,及时报告医生。观察呕血与黑便的次数、性状

47

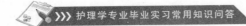

及量,观察尿量,准确记录出入量。

(4)心理护理。

(5)三腔二囊管的护理。

(6)饮食护理。

4.消化道大出血的患者如何急救?

答:(1)立即安置患者头偏向一侧。

(2)立即通知医生。

(3)严密监测病人生命体征,评估患者的出血量。

(4)立即打开两路及以上的静脉通路,及时补液。

(5)遵医嘱用止血药。

5.急性胰腺炎的诊断标准有哪些?

答:(1)具有急性胰腺炎特征性腹痛。

(2)血清淀粉酶和(或)脂肪酶≥正常值上限3倍。

(3)急性胰腺炎特征性的CT表现。

6.简述肝硬化不同阶段的临床表现。

答:(1)代偿期:症状轻,无特异性,常以疲乏无力、食欲减退为主要表现,可伴腹胀、恶心、轻微腹泻等;体征:肝轻度肿大,质变硬,无或轻度压痛,脾轻度肿大。

(2)失代偿期:肝功能减退的表现,全身症状、消化道症状、出血倾向和贫血,内分泌紊乱;门静脉高压症的三大表现,脾大、侧支循环的建立与开放、腹水;肝触诊,早期表现尚光滑,肝脏质地坚硬,边缘较薄,晚期可触及结节。

7.消化性溃疡的并发症有哪些?

答:消化性溃疡的并发症有出血、穿孔、幽门梗阻、癌变。

四、心血管内科

1.简述心功能分级及各级临床表现。

答:(1)心功能 1 级:体力活动不受限制。

(2)心功能 2 级:体力活动轻度受限制,日常活动可引起气急、心悸。

(3)心功能 3 级:体力活动明显受限制,稍事活动即引起气急、心悸。有轻度脏器淤血体征。

(4)心功能 4 级:体力活动重度受限制,休息状态下也气急、心悸,有重度脏器淤血体征。

2.简述 CVP 的正常值范围及其与血压的关系。

答:(1)CVP 的正常值:CVP(Central Venous Pressure),即中心静脉压,其正常值为 0.49~1.18kPa(5~12cm H_2O)。

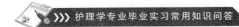

（2）CVP与血压的关系，见下表。

CVP	血压	原因	处理原则
低	低	血容量严重不足	充分补液
低	正常	血容量不足	适当补液
高	低	心功能不全或血容量相对过多	给予强心药，纠正酸中毒，舒张血管
高	正常	容量血管过度收缩	舒张血管
正常	低	心功能不全或血容量不足	补液试验

3.试比较房颤与室颤的心电图特征。

答：（1）房颤：窦性P波消失，代之以大小、形态及规律不一的f波，频率为350～600次/分钟，QRS波群形态正常，R－R间隔完全不规则，心室律极不规则，通常在100～160次/分钟。

（2）室颤：QRS波群与T波消失，呈完全无规则的波浪状曲线，形状、频率、振幅高低各异。

五、神经内科

 1.简述脑梗死的定义。

答：脑梗死又称缺血性脑卒中，是指脑部血液因缺血缺氧所致的局限性脑组织的缺血性坏死或软化。

2. 简述急性脑梗死的临床表现。

答：(1)颈内动脉系统脑梗死：病灶对侧偏瘫、偏盲、偏身感觉障碍、言语不清或失语、吞咽障碍。

(2)椎—基底动脉系统脑梗死：眩晕、呕吐，共济失调，交叉性瘫痪等。

3. 简述面神经炎的定义。

答：面神经炎是由茎乳孔内面神经非特异性炎症所致的周围性面瘫。

4. 简述肌力分级。

答：肌力共分 6 级：

0 级：完全瘫痪，不能做任何自由运动。

Ⅰ级：可见肌肉轻微收缩。

Ⅱ级：肢体能在床上平行移动。

Ⅲ级：肢体可以克服地心引力，能抬离床面。

Ⅳ级：肢体能做对抗外界阻力的运动。

Ⅴ级：肌力正常，运动自如。

5. 意识障碍如何分类？

答：(1)嗜睡：患者陷入一种持续的睡眠状态，可以被唤醒,醒后也能回答问题和配合检查,但是刺激消失后很快入睡。

(2)昏睡:患者处于熟睡状态,不易被唤醒,虽在强刺激下可以被唤醒,但醒时回答问题含糊不清或答非所问,停止刺激很快入睡。

(3)浅昏迷:无自主运动,对周围事物及声、光等刺激全无反应,对疼痛刺激尚可以引起痛苦表情或肢体的退缩等防御反应。角膜反射、瞳孔对光反射、眼球运动、吞咽反射仍存在。

(4)深昏迷:全身肌肉松弛,意识完全丧失,对各种刺激均无反应。眼球固定,各种深浅反射消失,瞳孔散大,血压异常,二便多失禁。

6. 简述急性肺水肿的处理原则。

答:(1)立即通知医生。

(2)取端坐卧位,两腿下垂,以减少静脉回流。

(3)高流量酒精湿化吸氧。

(4)严密观察生命体征。

(5)遵医嘱使用药物并及时记录。

7. 什么是溶栓治疗? 溶栓过程有哪些注意事项?

答:(1)溶栓治疗:最新的循证医学依据提示溶栓治疗

是目前治疗急性脑梗死唯一有效的手段。大多数急性脑梗死是动脉血管内血栓阻塞引起血液循环障碍,因而理想的方法是早期再通闭塞的血管,在缺血脑组织出现坏死之前恢复脑血液灌注水平。

(2)注意事项:

①溶栓前患者血压如＞180/110mmHg、血糖＞200mg/dL,要进行压宁定降压、胰岛素降血糖处理后才能进行溶栓。

②溶栓24小时内要注意补液量＞2000mL。

③病人如要进食,医护人员必须行洼田饮水试验,如有呛咳则暂禁食24h,避免吸入性肺炎。

④避免插管。

⑤禁用阿司匹林和潘生丁/氯吡格雷。

⑥禁用肝素(甚至没有预防性剂量)。

⑦禁用华法林。

⑧避免中心静脉和动脉穿刺。

⑨避免剃须。

8.什么是重症肌无力危象? 如何分型?

答:(1)重症肌无力危象:指急骤发生的呼吸肌或延髓肌无力,以致不能维持正常换气功能的危急状态,称为危象。它是重症肌无力常见的致死原因。危象发生率占重症肌无力患者总数的10％～26％。

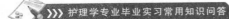

（2）危象分型：

①肌无力危象：最常见，因抗胆碱酯酶药物剂量不足引起。

②胆碱能危象：抗胆碱酯酶药物过量所致，出现毒蕈碱样中毒症状、烟碱样中毒症状和中枢神经系统症状。

③反拗型危象：抗胆碱酯酶药物不敏感所致。

 9. 发生重症肌无力危象时护士该如何处理？

答：（1）绝对卧床休息，抬高床头。

（2）监测 T、P、R、BP、SPO_2、瞳孔和意识水平。

（3）维持呼吸，观察呼吸形态，遵医嘱给氧，尽早气管插管或切开，呼吸机辅助呼吸。

（4）暂停抗胆碱酯酶抑制剂。

（5）积极控制感染：吸痰前为病人翻身，拍背，定时雾化吸入。

（6）大量糖皮质激素疗法。

（7）血浆置换。

（8）大剂量免疫球蛋白疗法。

六、放疗科

 1. 鼻咽癌大出血时护士应如何抢救？

答：（1）评估：口鼻部大量血性液体及坏死组织流出；面

色苍白、冷汗、心率加快、血压下降、末梢循环差;恐惧、紧张、濒死状。

（2）立即通知医生。

（3）紧急处理:选择低半卧位,头偏一侧;清除口鼻部血块,保持呼吸道通畅;鼻部放置冰袋。

（4）吸氧、心电监护。

（5）建立静脉通路。

（6）心理安慰。

（7）确认医嘱,协助完成后鼻孔填塞止血术;补液、备血、输血;止血抗休克;局部使用血管收缩剂;必要时行气管插管或气管切开。

（8）病情监测:意识、氧饱和度、生命体征;口鼻部出血的量及性状;液体出入量;肺部体征等。

2.简述放疗的概念。

答:放疗是放射治疗的简称,指用各种不同能量的射线照射肿瘤,以抑制或杀灭肿瘤细胞的一种方法。它是目前肿瘤治疗被肯定的三大手段(手术、放疗、化疗)之一。

（洪少华）

第二节　外科护理

一、神经外科

1. 格拉斯哥评分的具体内容包括哪些？如何评分？

答：见下表。

睁眼反应	动作反应	言语反应
4——自动睁眼 3——呼唤睁眼 2——刺痛睁眼 1——无反应	6——遵嘱运动 5——定位动作 4——肢体回缩 3——肢体屈曲（去皮层状态） 2——肢体伸展（去脑状态） 1——无反应	5——回答正确 4——回答错误 3——含糊不清 2——唯有叹息 1——无反应

备注：最高 15 分，总分低于 8 分表示昏迷状态。

2. 颅内压增高的临床表现有哪些？

答：随着颅内压增高，患者会出现头痛、喷射性呕吐、视乳头水肿、血压升高、心率减慢、呼吸减慢、复视、头晕、猝倒。

3.颅内压增高的护理措施有哪些?

答:(1)体位:床头抬高15～30°,有利于颅内静脉回流和脑部供血。

(2)吸氧:持续或间断吸氧,昏迷病人或呼吸不畅者,可行气管插管或气管切开,及时吸痰保持呼吸道通畅。

(3)饮食与补液:适当限制水、钠,防止脑水肿。

(4)保持正常体温与防治感染,给高热病人降温。

(5)密切观察病情,遵医嘱静滴甘露醇降低颅内压。

(6)生活护理,保持大便通畅,定时翻身,防止压疮。

4.简述脑脊液循环路径。

答:左、右侧脑室脉络丛产生的脑脊液→室间孔→第三脑室;与第三脑室脉络丛产生的脑脊液一起→中脑水管→第四脑室;再汇入第四脑室脉络丛产生的脑脊液→第四脑室的正中孔、外侧孔→蛛网膜下隙→蛛网膜粒→上矢状窦→窦汇→左右横窦→左右乙状窦→颈内静脉。

5.如何定义脑疝?

答:正常颅腔内某一分腔有占位性病变时,该分腔的压力比邻近分腔的压力高,脑组织从高压区向低压区移位,被挤到附近的生理孔道或非生理孔道,使部分脑组织、神经

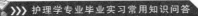
及血管受压,脑脊液循环发生障碍而产生相应的症状群,称为脑疝。

6.小脑幕切迹疝有哪些临床表现?如何急救?

答:(1)小脑幕切迹疝的临床表现:

①颅内压增高症状。

②瞳孔改变:双侧瞳孔不等大,患侧瞳孔缩小,光反射稍迟钝,以后患侧瞳孔逐渐散大。

③运动障碍:初时瞳孔散大侧的对侧肢体自主活动的减少或消失。

④生命体征:表现为血压、脉搏、体温的改变,最后呼吸停止,血压下降,心脏停搏而死亡。

(2)急救措施:密切巡视病房,发现病情变化,立即通知医生;遵医嘱静脉快速静滴甘露醇;吸氧;做好复查头颅CT、X线及术前准备。

7.枕骨大孔疝的临床表现有哪些?如何急救?

答:(1)枕骨大孔疝的临床表现:血压骤升,脉搏迟缓有力,呼吸由深慢到浅快,随之表现为呼吸不规则甚至停止,意识丧失,双瞳孔散大,对光反应消失。

(2)急救措施:密切巡视病房,发现病情变化,立即通知医生;简易呼吸气囊辅助呼吸;通知麻醉科插管;遵医嘱静脉快速静滴甘露醇;必要时做好术前准备。

 8.颅底骨折的临床表现和护理措施有哪些?

答:(1)颅底骨折的临床表现:见下表。

骨折部位	脑脊液漏	瘀斑部位	可能累及的脑神经
颅前窝	鼻漏	眶周、球结膜下("熊猫眼"征)	嗅神经、视神经
颅中窝	鼻漏或耳漏	乳突区(Battle 征)	面神经、听神经
颅后窝	无	乳突和枕下部咽后壁	第9~12 对脑神经

(2)护理措施:

①预防颅内感染:A.体位:头高位卧位,偏向患侧;B.保持局部清洁;C.预防颅内逆行感染:四禁忌;D.避免颅内压骤升:四避免。

②并发症的观察和处理:A.脑脊液漏:明确有无脑脊液外漏,准确估计脑脊液外漏量;B.颅内继发性损伤;C.颅内低压综合征。

③健康教育。

 9.吸痰的注意事项有哪些?

答:(1)密切观察病情:观察病人呼吸道是否通畅,以及面色、生命体征的变化等,如发现病人排痰不畅或喉头有痰鸣音,应及时吸痰。

(2)如为昏迷病人,可用压舌板或开口器先将口启开,再进行吸痰;如为气管插管或气管切开病人,需经气管插管或套管内吸痰,应严格无菌操作;如经口腔吸痰有困难,可由鼻腔插入吸痰。

(3)吸痰管的选择应粗细适宜,不可过粗,特别是为小儿吸痰。

(4)吸痰时负压调节应适宜,插管过程中,不可打开负压,且动作应轻柔,以免损伤呼吸道黏膜。

(5)吸痰前后,应增加氧气的吸入,且每次吸痰时间应少于15秒,以免因吸痰造成病人缺氧。

(6)严格执行无菌操作,吸痰所用物品应每天更换1~2次,吸痰导管应每次更换,并做好口腔护理。

(7)如病人痰液黏稠,可协助病人变换体位,配合叩击、雾化吸入等方法,通过振动、稀释痰液,使之易于吸出。

(8)呼吸机储液瓶内的吸出液应及时倾倒,一般不应超过瓶的2/3,以免痰液吸入损坏机器。

 10. 鼻饲的注意事项有哪些?

答:(1)根据病人情况和需求制定膳食种类。

(2)鼻饲液温度控制在38~40℃,灌注的饮料过冷、过热,均可引起腹泻或胃肠反应。因此,灌注前可以手背侧皮肤测试饮料温度,以不感觉烫为宜。

（3）食物、餐具和灌注时应注意卫生，配制鼻饲液时最好现用现配。

（4）灌注药液前先核对药物，确认准确无误再研碎，用温开水溶解后灌入胃内。

（5）每次灌注前应先回抽胃液，以确认胃管在胃内，再用少量温开水冲洗胃管，以免堵塞胃管。

（6）注意胃液的颜色，如果胃液呈咖啡色要报告医生做潜血试验，暂禁食加强口腔护理，预防并发症。

（7）注意膳食的调节，如排便次数多，大便酸臭，可能是摄入过多的糖类所致；大便稀臭，呈碱性反应，可能为蛋白质消化不良。

（8）胃管保留时间：根据胃管质地来更换，如为硅胶可留置一个月，在末次灌注后拔出，次晨更换，插入另一侧鼻孔。拔管动作要轻柔而迅速，以免引起呕吐或反流液被吸入气管。

（9）注意观察胃管是否在胃中。在为病人吸痰时可刺激气管造成剧烈咳嗽，或同时出现呕吐反射，使胃内压上升而发生反流现象，有可能使胃管脱出而盘绕在口腔内。

11. 三叉神经痛血管减压术后护理措施有哪些？

答：（1）去枕平卧4～6h，呕吐时头偏向健侧，一般要求平卧2～3天，以防出现头痛恶心。

（2）询问原来的症状有无好转或减轻。

61

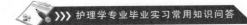

（3）询问有无脸麻、视物模糊等症状,以确认有无损伤神经。

（4）宣教术后可出现口唇疱疹,可自行恢复;咀嚼肌可无力,应以软食为主。

（5）遵医嘱使用脱水剂、镇痛药。

（6）绝对卧床 4～6 周,加强生活护理。

（7）避免剧烈咳嗽,用力排便屏气等诱发因素。

（8）防止并发症,因再发率高,应严密观测病情变化。

二、骨科

1.简述骨折的特有体征和常见并发症。

答:（1）骨折的特有体征:畸形、异常活动、骨擦音或骨擦感。

（2）常见并发症:休克、脂肪栓塞综合征、重要内脏器官损伤、重要周围组织损伤和骨筋膜室综合征。

2.简述骨折的治疗原则及冰敷的目的。

答:（1）治疗原则:复位、固定、功能锻炼。

（2）骨折冰敷的目的:消肿、止痛、止血。

3.简述骨折患者石膏固定的护理要点。

答:（1）抬高患肢,以利于静脉血液及淋巴液的回流。

（2）注意观察石膏固定肢体的血液循环，如发现皮肤发绀、发冷、肿胀、麻木或疼痛，应及时报告医生，给予处理。

（3）石膏未干移动时应用手掌托，禁用手捏，以免对肢体形成局限性压疮。

（4）随时听取患者主诉，若主诉石膏内某一点疼痛切不可忽视，应及时检查处理，以免发生局部坏死。

（5）用嗅觉进行观察，如有腐臭味时，说明石膏内有压疮，已形成溃疡、坏死，或石膏内伤口感染，应立即通知医生处理。

（6）石膏里面有伤口的，应观察伤口渗血情况；为明确伤口是否再继续渗血，应在石膏上沿血迹做一标记，并不断观察。

（7）解除局部压力，可在局部开窗。

（8）鼓励病人做石膏内的肌肉收缩运动，预防肌肉萎缩。

（9）禁止使用硬物抓挠石膏内皮肤，以防皮肤损伤。

（10）保持石膏的清洁，避免污染，严重污染者应及时更换石膏。

（11）石膏拆除时可做肌肉按摩，并加强功能锻炼。

4.肋骨骨折的护理措施有哪些？

答：（1）非手术治疗/术前护理：维持有效气体交换；减轻疼痛（妥善固定胸部，镇痛，病人咳嗽、咳痰时，协助或指

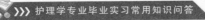

导其用双手按压患侧胸壁);病情观察;术前护理。

（2）术后护理:病情观察;防止感染(监测体温变化,减少并发症,及时更换创面敷料)。

（3）健康教育:合理饮食;休息与活动;用药指导;定期复查。

三、胸外科

1. 气胸的临床表现和护理措施有哪些?

答:（1）气胸的临床表现:

①闭合性气胸:胸闷、胸痛,重者呼吸困难;患侧胸部饱满,叩诊呈鼓音,呼吸活动度降低,气管向健侧移位,听诊呼吸音减弱甚至消失。

②开放性气胸:呼吸困难、鼻翼扇动、口唇发绀、休克;颈静脉怒张、胸部吸吮伤口、捻发音、叩诊鼓音、听诊呼吸音减弱。

③张力性气胸:极度呼吸困难、烦躁、意识障碍、发绀甚至昏迷、休克等;患侧胸部饱满,叩诊鼓音;呼吸幅度减低,呼吸音消失;气管移向健侧,颈静脉怒张,多有皮下气肿。

（2）气胸的护理措施:

①非手术治疗/术前护理:现场急救,保持呼吸道通畅;缓解疼痛;动态观察病情变化;预防感染(破伤风抗毒素、抗生素);术前护理(输液管理、术前准备)。

②术后护理:病情观察;呼吸道管理;胸腔闭式引流的护理(保持管道密闭性,严格无菌技术操作,防止逆行感染,观察引流,保持通畅,拔管护理)。

③术后护理:并发症观察与护理(切口感染,肺部感染及胸腔内感染);基础护理。

④健康教育:有效咳嗽、咳痰;功能锻炼;定期复诊(肋骨骨折病人术后3个月复查X线检查)。

2. 食管癌的护理措施有哪些?

答:(1)术前护理:

①心理护理:根据具体情况,实施耐心的心理疏导;营造安静舒适的环境,促进睡眠;争取亲属支持和配合。

②营养支持和维持水电解质平衡:不可进食较大、较硬的食物,宜进半流质或水分多的软食;若病人仅能进食流质而营养状况较差,可补充液体、电解质或提供肠内、肠外营养。

③呼吸道准备:吸烟者,术前2周劝其严格戒烟;指导并训练病人有效咳痰和腹式深呼吸,预防术后肺炎和肺不张的发生。

④胃肠道准备:饮食;预防感染;冲洗胃及食管;肠道准备;置胃管。

(2)术后护理:

①监测并记录生命体征;胸腔闭式引流护理。

②饮食护理:早期禁饮禁食 3～4 日,持续胃肠减压,经静脉补充营养;停胃肠减压 24 小时后,若无并发症可开始进食;食管癌、贲门癌切除术后,嘱病人进食后 2 小时内勿平卧,睡眠时将床头抬高;食管胃吻合术后,病人可出现胸闷、进食后呼吸困难,应建议少食多餐。

③呼吸道护理:密切观察呼吸形态、频率和节律;气管插管者,及时吸痰,保持气道通畅;术后第 1 日每 1～2 小时鼓励病人深呼吸、吹气球、使用深呼吸训练器。

④胃肠减压护理:术后 3～4 日内持续胃肠减压,妥善固定;严密观察引流量、性状、颜色并准确记录;经常挤压胃管,避免管腔堵塞;胃管脱出后应严密观察病情,不应盲目再插入,以免戳穿吻合口,造成吻合口瘘。

⑤并发症的预防和护理:A. 出血:若引流量持续 2 小时都超过 4mL/kg·h,伴血压下降、脉搏增快、躁动、出冷汗等低血容量表现,应考虑有活动性出血。B. 吻合口瘘:多发生在术后 5～10 日。立即禁食;协助行胸腔闭式引流并常规护理;遵医嘱予以抗感染治疗及营养支持;严密观察生命体征;需再次手术者,应积极完善术前准备。C. 乳糜胸:多发生在术后 2～10 日,少数病人在 2～3 周后出现。加强观察;若诊断成立,迅速置胸腔闭式引流,可用负压持续吸引,以利胸膜形成粘连;肠外营养支持。

⑥健康教育:疾病预防;饮食指导(根据不同术式,向病人讲解术后进食时间;指导选择合理的饮食及注意事项)。

⑦活动与休息（保证充分睡眠，劳逸结合，逐渐增加活动量）；加强自我观察；定期复查。

四、普外科

 1.腹腔冲洗的注意事项有哪些？

答：（1）管道标志，提醒标志。

（2）卧位：30～45°。

（3）冲洗速度：根据引流液澄清度来调整冲洗速度。

（4）无菌操作。

（5）记录腹腔冲洗 24 小时进出量。

（6）并发症观察：感染、出血、腹泻、电解质紊乱。

 2.肠内营养的注意事项有哪些？

答：（1）温度：37～39℃。

（2）速度：30mL/h 开始。

（3）管道冲洗：每 4～6 小时，脉冲式，温开水。

（4）无菌原则：管路 24 小时更换，肠内营养打开后不超过 24 小时。

（5）不良反应观察：腹部胀痛、腹泻等。

（6）护理安全：肠内营养警示标志，半卧位，不同肠内营养液制剂不要同时使用（易堵管），输注前需观察管道深度

67

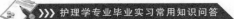
是否到位。

 3. 低钾血症的临床表现有哪些？处理原则如何？

答：(1)低钾血症的临床表现：肌无力（最早的临床表现）；消化道功能障碍；心脏功能障碍；代谢性碱中毒（反常性酸性尿）。

(2)处理原则：寻找和去除引起低钾的原因，减少或终止钾的继续丧失；分次补钾，边治疗边观察，临床常用 10%氯化钾注射液。

4. 临床补钾的原则有哪些？

答：(1)尽量口服补钾，遵医嘱用 10%氯化钾注射液等，多食用含钾食物，如牛奶、肉类、香蕉、橘子、番茄等。

(2)见尿补钾：每小时尿量大于 40mL 或每天尿量大于500mL 方可补钾。

(3)控制补液中的钾浓度不宜超过 40mmol/L，禁止静脉直接推注。

(4)速度勿快，不宜超过 20mmol/L。

(5)总量限制，严密监测：每日补氯化钾 3～6g。

5. 如何评估脱水严重程度？

答：(1)轻度缺水：占体重 2%～4%，口渴。

（2）中度缺水：占体重 4％～6％，极度口渴，烦躁，乏力，口干舌燥，皮肤弹性差，眼窝凹陷，尿少，尿比重增加。

（3）重度缺水：占体重 6％以上，除上述症状，还有脑功能障碍、狂躁、幻觉、昏迷等。

6.胆囊结石病人的护理措施有哪些？

答：（1）术前护理：

①测定生命体征、观察腹部体征及有无寒战高热。

②进食清淡、易消化的饮食，忌肥肉、油煎、油炸等高脂食物和辛辣、刺激性饮食，避免暴饮暴食。

③配合术前准备。

（2）术后护理：

①向病人说明可能出现的感觉，如切口疼痛、恶心、腹胀、全身心不适等。

②去枕平卧 6 小时，血压平稳后改半卧位，有利于腹腔引流和减少对横隔的压迫，改善呼吸。

③术后第一天在床上活动上下肢及做翻身活动；术后第二天可下床活动，以促进肠蠕动，以防肠粘连。

④术后第二天可进食少量流质，以后进半流质，普食。饮食要低脂、易消化，多进食蜂蜜、富含粗纤维的食物，保持大便通畅。

⑤并发症的观察和护理：A.注意观察有无出血、胆漏、肠穿孔、伤口渗液及腹部体征；B.注意有无高碳酸血症、酸

中毒等,护士应注意观察患者呼吸,一旦发现异常,应立即报告医生及时处理。

五、泌尿外科

 1. 泌尿系统结石的护理措施有哪些?

答:(1)非手术护理:

①观察尿液:有无血尿及感染情况。

②止痛:多饮水。

③调节饮食:A. 草酸钙结石:少吃菠菜等;B. 磷酸钙结石:不吃高磷钙饮食,服氢氧化铝凝胶限制肠道对磷的吸收,并酸化尿液;C. 尿酸盐结石:少吃肉、鸡蛋等高蛋白饮食,多吃豆类及蔬菜,口服碳酸氢钠,碱化尿液。

④多运动。

(2)体外震波碎石的护理:

①治疗前应排空尿液。

②治疗后多饮水,每日 3000mL 以上以利结石排出。

③每日观察尿液,有无结石排出。

④解痉止痛,使用抗生素防止感染。

⑤观察有无绞痛、血尿、发热等表现,如有应即时处理。

(3)术前护理:包括心理护理、按医嘱使用抗生素、备皮备血、女性病人应冲洗会阴等。

（4）术后护理：

①监测生命体征，保持呼吸道通畅；采取半卧体位。

②固定并保持各种引流管通畅，观察引流量及颜色。

③观察尿量及颜色，维持每小时尿量＞50mL。

④保持伤口敷料干燥无菌，浸湿应及时更换，防止伤口感染。

⑤肠鸣音恢复、肛门排气后可进食，并多饮水，每日2500～3000mL。

⑥并发症预防及护理。

2.泌尿系统结石的用药护理有哪些？

答：（1）草药治疗：日常生活中以茶为饮品，除预防和改善治疗结石外，还能调节人体机理平衡，增强人体抵抗力。这类中草药茶主要有蒲公英、金银花、黄连等。

（2）对尿培养有细菌感染者，选用敏感药物（奥复星、灭滴灵）积极抗感染，对体内存在代谢紊乱者，应积极治疗原发疾病，以及调理尿的酸碱度，等等。

六、耳鼻喉科

1.气管切开病人的护理要点有哪些？

答：气管切开病人的护理要点包括：病房环境、体位、心

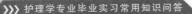

理护理、饮食护理、口腔护理、湿化气道、正确吸痰、气管切口护理、导管护理、拔管护理及并发症观察与护理。

2. 术前禁食的目的是什么?

答:麻醉后食管括约肌舒张,胃内容物容易反流,导致误吸性肺炎。一般要求术前禁食 12 小时,禁饮 8 小时,以确保术中安全。

3. 鼻腔冲洗法的用物准备有哪些? 如何操作?

答:(1)用物准备:灌洗桶、受水器 1 具、橡皮管 1 根、洗鼻橄榄头(备有一定数量交叉使用)、冲洗液(温生理盐水或 1:5000 高锰酸钾溶液等)、控制器一个。

(2)操作方法:患者取坐位,头向前倾,受水器悬挂于略高于患者头部位置,将连接于灌洗桶之橄榄头塞入患者前鼻孔,开放控制夹,嘱患者张口发"阿"音,使桶内的温热盐水缓缓注入一侧鼻腔,由另一侧鼻腔流出,此时可将鼻腔内分泌物、痂皮随水冲出,两侧鼻腔交替进行,每日 1～2 次。

七、手术室

1. 无菌技术的定义是什么?

答:无菌技术(aseptic technique)是指在执行医疗、护理技术过程中,防止一切微生物侵入机体和保持无菌物品及无菌区域不被污染的操作技术和管理方法。

2. 手术室出入路线怎样布局?

答:手术室应设有三条出入路线:一为工作人员出入路线,二为伤病人出入路线,三为器械敷料等循环供应路线。尽量做到隔离,避免交叉感染。

3. 手术室应设置哪些通道、走廊和区域?

答:手术室通道应包括工作人员通道、病人通道、手术器械通道;手术室走廊应区分洁净走廊和污物走廊;手术室区域划分应包括污染区、洁净区和无菌区。

4. 简述层流手术室的分类和可开展的手术。

答:见下表。

标准	层流手术室类别	开展手术范围
Ⅰ	特别洁净手术室	器官移植、关节置换
Ⅱ	标准洁净手术室	脑外、肝胆脾
Ⅲ	一般洁净手术室	普外、妇产科
Ⅳ	准洁净手术室	肛肠

5. 患者入手术室,护士核对的内容有哪些?

答:手术室护士拿原始手术通知单接患者,核对患者姓名、性别、床号、住院号、诊断、手术名称、手术知情同意书、麻醉知情同意书、术中用药情况;询问患者禁食、禁水、手术标记等情况;嘱患者取下假牙及饰物。

6. 手术常用的卧位有哪些?

答:手术常用的卧位有水平仰卧位、颈仰卧位、乳房水平仰卧位、胸部手术侧卧位、肾手术侧卧位、俯卧位、腰椎手术俯卧位、膀胱截石位等。

7. 简述手术室区域划分的要求。

答:手术室分区:

(1)限制区:包括手术间、洗手间、手术间内走廊、无菌物品间等,洁净要求最为严格,应设在内侧。非手术人员或非在岗人员禁止入内。此区内的一切人员及其活动都须严格遵守无菌原则。

(2)半限制区:包括器械室、敷料室、洗涤室、消毒室、手术间外走廊等,设在中间。该区实际是由非洁净区进入洁净区的过渡性区域,进入者不可大声谈笑和高声喊叫,凡已做好手臂消毒或已穿无菌手术衣者,不可再进入此区,以免污染。

（3）非限制区：包括办公室、标本室、污物室、资料室、值班室、更衣室、医护人员休息室和手术病人家属等候区。一般设在最外侧。交接病人处应保持安静，核对病人及病历无误后，病人换乘手术室平车进入手术间，以防止外来车轮带入细菌。

8. 手术室常用的灭菌方法有哪些？

答：手术室器械、布类等常采用高温高压蒸汽灭菌法，或环氧乙烷消毒法。

9. 常用无菌物品的有效期如何确定？

答：（1）铺好的无菌盘和一次性口罩有效期为 4 小时。

（2）开启后的无菌包、无菌溶液有效期为 24 小时。

（3）无菌物品的有效期为 7 天。

10. 手术室护士工作准则有哪些？

答：（1）病人身份核对：手腕带与大病历首页名字核对；手术部位与大病历核对；手腕带、大病历与病人本人核对；手术名称核对；过敏史等信息核对。

（2）无菌技术原则：

①操作者面向无菌区，身体与无菌区保持一定的距离，

手臂保持在腰部水平以上或操作台以上,不得跨越无菌区,不触碰无菌物品。

②取用无菌物品须使用无菌持物钳;无菌物品一经取出,即使未用,也不得放回无菌容器内;无菌物品疑有污染或已被污染时不可再用;一套无菌物品仅供一位病人使用。

(3)导尿注意事项:

①严格执行查对制度和无菌技术原则。

②在操作过程中注意保护病人隐私,并采取适当的保暖措施防止患者着凉。

③对膀胱高度膨胀且极度虚弱的患者,第一次放尿不得超过 1000mL。

④老年女性尿道口回缩,插管时应仔细观察、辨认,避免误入阴道。

⑤如若误入阴道,应更换无菌导尿管,然后重新插管。

⑥气囊导尿管固定时要注意不能过度牵拉尿管,以防膨胀的气囊卡在尿道内口,压迫膀胱壁或尿道,导致黏膜组织的损伤。

(4)不同包装的无菌物品有效期(塑料包装、无纺布包装、铁盒子包装的有效期):

使用纺织品包装的无菌物品有效期为 14 天,否则一般为 7 天;医用一次性纸袋包装的无菌物品有效期为 1 个月;医用无纺布或硬质容器包装的无菌物品有效期为 6 个月。

11. 肌肉注射的定位方法有哪些？

答：（1）臀大肌注射定位法：

①十字法：从臀裂顶点向左侧或右侧画一水平线，再从髂嵴最高点作一垂直平分线，将一侧臀部分为四个象限，其外上象限避开内角，即为注射部位。

②连线法：髂前上棘和尾骨连线的外上 1/3 处即为注射部位。

（2）臀中肌、臀小肌注射定位法：

①以食指尖和中指尖分别置于髂前上棘和髂嵴下缘处，使食指、中指与髂嵴构成一个三角形，其食指和中指构成的内角，即为注射部位。

②髂前上棘外侧三横指处即为注射部位（以病人自己的手指宽度为标准）。

③股外侧肌注射定位法：在大腿中段外侧，取膝关节上10cm，髋关节 10cm 处，约 7.5cm 宽的范围为注射部位。

（3）上臂三角肌注射定位法：为上臂外侧，自肩峰下2～3横指处。

（张　菊　汪丽琪）

第三节 妇产科护理

一、妇科

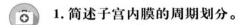

1.简述子宫内膜的周期划分。

答:(1)增生期:月经周期的第 5～14 天。

(2)分泌期:月经周期的第 15～28 天。

(3)月经期:月经周期的第 1～4 天。

2.子宫肌瘤的临床表现有哪些?

答:月经改变,下腹部肿块,白带增多,腹痛、腰酸、下腹坠胀,压迫症状,不孕或流产。

二、产科

1.简述预产期的计算方法。

答:问清末次月经的日期,从末次月经第一日算起,月份减 3 或加 9(末次月经的月份大于或等于 3 即减 3,月份小于 3 即加 9),日期加 7。如为阴历,月份仍减 3 或加 9,日期加 15。

2.简述流产的定义。

答：凡妊娠不足 28 周、胎儿体重不足 1000g 而终止者。

3.简述产后出血的定义。

答:胎儿娩出后 24 小时内出血量超过 500mL 者。

4.简述早期妊娠的定义。

答:早期妊娠指 13 周以前,中期妊娠为 14～27 周,晚期妊娠为 28～40 周。

5.请列举输卵管的分段。

答:输卵管分为伞部、壶腹部、峡部、间质部,最易发生宫外孕的是壶腹部。

6.催产素(即缩宫素)引产的注意事项有哪些?

答:(1)滴注前测量产妇血压。

(2)使用期间持续电子胎心监护。

(3)先滴注再给药:先用生理盐水 500mL 或 5%葡萄糖液 500mL 静脉滴注,调节滴速为 5 滴/分,然后加入催产素

2.5U,摇匀,每隔 15 分钟观察一次子宫收缩、胎心、血压及脉搏,并给予记录。若子宫收缩不强,调至 10 滴/分,再过 30 分钟,调至 15 滴/分,至产妇出现规律宫缩(宫缩持续时间达到 40~60 秒,间隔 2~4 分钟)为止。催产素一般不能超过 40 滴/分。如胎心有异常应立即停止滴注。

(4)悬挂催产素警示牌。

(5)必须专人监护,随时调节。

7. 产后 2 小时病情观察的内容有哪些?

答:产后 2 小时应观察产妇的血压,脉搏,子宫收缩情况,宫底高度,阴道出血量,膀胱是否充盈,会阴及阴道有无血肿等。

8. 产科新病人入院流程有哪些?

答:(1)询问入院手续是否办理。

(2)收取病人保健册、化验单、最近一次 B 超单、准生证。

(3)拿取病号服给产妇更换,并拿一份病历给家属签字,嘱咐其购买入产房必需用品和生活用品。

(4)为产妇做电子胎心监护,吸氧 30 分钟,数胎动 1 小时,测量产妇生命体征及血糖;询问其血型,既往疾病史、手术史、家族史、药物过敏史,以及个人信息,有无早孕反应,孕几周感觉有胎动。

（5）查看化验单中是否有异常情况，记录体温，入院评估，产科护理记录，观察胎心监护情况，记录结果并汇报医生。

（6）汇报医生，根据医嘱抽血化验；制作婴儿病历。

9. 剖宫产术后护理有哪些？

答：（1）6 小时禁食禁水，之后可喝米汤、萝卜汤，排气后逐步过渡到普食。

（2）沙袋压迫伤口 6 小时，术后 12 小时内观察宫缩及阴道流血情况，避免产后大出血，留置导尿 24 小时，拔管后注意排尿。

（3）术后第二天半卧位，以利于恶露排出。

（4）术后三天内，每天用碘伏棉球擦洗会阴。

（5）正确哺乳，定时按摩乳房，多吸吮。

（6）按医嘱补液及应用抗生素 2～3 天。腹部切口缝线如为可吸收缝线，无须拆除，普通缝线一般术后 5～7 天拆除。

10. 简述正常分娩的产程分期。

答：（1）第一产程：宫颈扩张期，出现规律宫缩到宫口开全（初产妇 11～12 小时、经产妇 6～8 小时）。

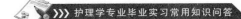

（2）第二产程：胎儿娩出期，宫口开全到胎儿娩出（初产妇1～2小时、经产妇数分钟）。

（3）第三产程：胎盘娩出期，5～15分钟，小于30分钟。

11. 临产的主要标志有哪些？

答：（1）规律且逐渐增加的子宫收缩持续30秒以上，间歇5～6分钟。

（2）进行性子宫颈管消失。

（3）宫颈口扩张。

（4）胎先露下降。

12. 若将分娩过程分为四个阶段，具体包括哪些？

答：分娩的四个阶段为第一产程宫颈扩张期、第二产程胎儿娩出期、第三产程胎盘娩出期和第四产程产后2小时。

13. 破膜的注意事项有哪些？

答：破膜应立即听胎心音，注意羊水的颜色、性状和流出量，以及宫缩情况，记录破膜的时间，肛门指检了解产程进展及脐带有无脱垂。

14. 新生儿Apgar评分包括哪几个方面？

答：新生儿Apgar评分包括每分钟心率、每分钟呼吸、肌张力、喉反射、皮肤颜色。

15. 胎盘剥离征象有哪些？

答：胎盘剥离子宫底上升，子宫体收缩变成球形；阴道少量出血；阴道口外露的脐带自行下降延长；在耻骨联合上方按压子宫下段时，子宫体上升而脐带不回缩。

16. 胎心和胎动的正常值分别是多少？

答：胎心正常值为 120～160 次/分；胎动正常值为 3～5 次/小时，或＞30 次/12 小时。

（裴紫燕）

第四节　儿科护理

 1. 简述小儿腹泻的护理措施。

答:(1)隔离与消毒:接触生病宝宝后,应及时洗手;宝宝用过的碗、筷、奶瓶、水杯等要消毒;衣服、尿布等也要用开水烫洗。

(2)调整饮食:母乳喂养的,母亲应尽量少吃油腻食物,多饮水,以稀释奶液,缩短每次哺乳时间。人工喂养的,要暂停喂牛奶,可改为脱脂奶或米汤。吐泻严重的患儿,暂时禁食6~8小时,吐止后可给以口服补液盐溶液。1岁以上的宝宝,也要注意不吃难消化的和油腻的食物。

(3)注意观察病情:记录患儿大便、小便和呕吐的次数、量和性质,就诊时带上大便采样,以便医生检验、诊治。

(4)外阴护理:勤换尿布,每次大便后用温水揩洗臀部(女孩应自前向后冲洗),然后用软布吸干,以防泌尿系统感染或尿布疹等。

2. 请列举母婴同室新生儿的安全注意事项。

答:(1)婴儿睡觉时宜取侧卧位,一般情况下不要和母亲同床或由家属抱睡。

（2）不要在婴儿床上放置柔软物品，如枕头、棉被、玩具等。

（3）告知家属看好自己的宝宝，婴儿 24 小时应在母亲或其他家属视线范围内，不单独留婴儿在病房内，不随意将宝宝交给陌生人，包括不认识的医护人员。

（4）照顾宝宝前要洗手，不要随意亲吻婴儿，以防交叉感染。

（5）住院期间，婴儿必须佩戴手腕带，以便医护人员进行核对。

（6）家属应随时注意婴儿的面色和呼吸，若出现面色发绀、无哭声等情况时，立即取头低足高位，并呼叫医护人员。

3. 简述新生儿黄疸的护理措施。

答：（1）观察黄疸变化，根据部位、范围和深度，估计黄疸程度。

（2）观察生命体征，观察患儿哭声、吸吮力、肌张力的变化，判断有无核黄疸的发生。

（3）观察排泄。

（4）蓝光疗法。

4. 简述小儿热性惊厥护理措施。

答：（1）保持环境安静，减少刺激，惊厥发作不可将患儿抱起或高声呼叫。

（2）保持呼吸道通畅：惊厥发作时，应立即将患儿平卧，松解颈部衣扣，头偏向一侧，清除口鼻腔分泌物、呕吐物。舌后坠者，用舌钳将舌牵出，并托起小儿下颌，防止舌后坠阻塞呼吸道，造成呼吸道不畅。

（3）根据医嘱迅速应用止惊药物，必要时可以用针刺人中、合谷等穴位，备好气管插管和吸痰用具等急救物品。

（4）惊厥发作时，禁忌任何饮食，包括饮水。当患儿惊厥停止、意识清楚后，根据病情适当给予流质或半流质饮食。

（5）惊厥发作时，将纱布放在患儿手中或腋下，防止皮肤摩擦受损。

（6）用缠有纱布的压舌板放入口腔上下臼齿之间（如果没有压舌板可用铝匙柄裹以手帕）以防舌被咬伤，牙关紧闭的患儿不要用力撬开，以免损伤牙齿。

（7）惊厥发作时，不能强力按压或牵拉患儿肢体，以免骨折或脱臼。

（8）床边放置床档，防止坠床，在床栏杆处放置棉垫，同时将床上硬物移开，防止患儿惊厥时碰伤。

（9）注意患儿安全，要有专人守护。

 5. 比较生理性黄疸与病理性黄疸的特点。

答：（1）生理性黄疸：一般情况良好；足月儿出生后 2～3

天出现黄疸,4～5 天达高峰,5～7 天消退,最迟不超过 2周;早产儿多于出生后 3～5 天出现黄疸,5～7 天达高峰,7～9 天消退,最长延迟到 3～4 周;每日血清胆红素升高小于85umol/L(5mg/dL)。

(2)病理性黄疸:生后 24 小时内出现黄疸;血清胆红素足月儿＞221umol/L(12.9mg/dL),早产儿＞257umol/L(15mg/dL)或每日上升＞85umol/L(5mg/dL);黄疸持续时间足月儿大于 2 周,早产儿大于 4 周;黄疸退而复现;血清胆红素＞34umol/L(2mg/dL)。

6.简述小儿腹泻时口服补液盐的成分。

答:小儿口服补液盐的成分包含:氯化钠 2.6g、枸橼酸钠 2.9g、氯化钾 1.5g、葡萄糖 13.5g。加水 1000mL 配制成张力 1/2 张的液体。

7.新生儿安全告知有哪些?

答:(1)新生儿应取侧卧位,左侧或右侧,防止其吐羊水或吐奶时窒息。

(2)随时观察新生儿脸色,若脸色发青发紫时,应立即将其抱起,头朝下,拍背,并及时通知工作人员。

(3)夜间床头灯应打开,宝宝睡小床上,防止与母亲同睡病床上,意外坠落或被压制。同时防止夜间陌生人抱走宝宝。

（4）床沿上的插座口不可使用，防止充电器或其他物品坠落砸伤宝宝。

（5）喂奶时，宝宝一侧的床栏应固定。

8. 小儿肺炎的临床表现有哪些？

答：（1）轻型肺炎：

①发热：大多数较高。

②咳嗽：开始为频繁的刺激性干咳，随之咽喉部出现痰鸣音，咳嗽时可伴有呕吐、呛奶。

③呼吸道症状：呼吸表浅增快，鼻扇，部分患儿口周、指甲轻度发绀。

④全身症状：除呼吸道症状外，患儿可伴有精神萎靡、烦躁不安、食欲不振、哆嗦、腹泻等全身症状。

（2）重型肺炎：

①呼吸系统症状：呼吸表浅、急促，每分钟可达 80 次以上，鼻翼扇动，有三凹征，呼气呻吟，颜面部及四肢末端明显发绀，甚者面色苍白或青灰。两肺可闻及密集的细湿啰音。

②循环系统症状：婴儿肺炎时常伴有心功能不全。

③神经系统症状：A. 烦躁、嗜睡、凝视、斜视、眼球上蹿；B. 昏睡，甚至昏迷、惊厥；C. 球结膜水肿；D. 瞳孔改变，对光反应迟钝或消失；E. 呼吸节律不整；F. 前囟门膨胀，有脑膜刺激征，脑脊液除压力增高外，其他均正常为中毒性脑病，严重者颅压更高，可出现脑疝。

④消化系统症状:患儿食欲下降、呕吐、腹泻、腹胀,严重者呕吐物为咖啡色或便血,肠鸣音消失,中毒性肠麻痹以及中毒性肝炎。

⑤酸中毒:可出现代谢性酸中毒、呼吸性酸中毒等,也可出现混合性酸中毒。

9. 如何计算小儿的身高和体重?

答:如下表。

年龄:	出生	3月	1岁	2岁
体重(kg):	3.2~3.3	6	9.5~10.5	12~13
<6个月:体重(kg)=出生体重+月龄×0.7				
7~12个月:体重(kg)=6+月龄×0.25				
2岁~青春前期:体重(kg)=年龄×2+7(或 8)				
年龄:	出生	3月	1岁	2岁
身长(cm):	50	61~63	75	85
2岁以后稳步增长,平均每年增长 5~7cm				
2~12岁:身高(cm)=年龄×7+77				

(傅圆圆)

第五节　急危重症护理

一、急诊室

 1. 简述急诊室抢救物品管理的"五定"原则。

答：急诊室抢救物品管理实行"定数量品种""定点安置""定人保管""定期消毒灭菌"和"定期检查维修"的"五定"管理。

2. 多发伤评估的主要内容有哪些？

答：（1）多发伤评估包括初始评估和进一步评估。

（2）初始评估（ABCDE）包括：

A＝Air way 气道开放伴颈椎保护；

B＝Breathing 呼吸评估与支持；

C＝Circulation 循环评估与支持；

D＝Disability 神经系统状况／意识水平；

E＝Exposure/Environmental control 充分暴露/环境控制。

（3）进一步评估，即病史采集和从头到脚的评估。

评估方面	评估内容	危及生命情况
病史和损伤机制	了解损伤过程的病史，明确损伤机制	
头面部	有否撕裂、挫伤、面色，再评估瞳孔、意识水平；检查耳、口腔（出血、脑脊液漏）	颅脑损伤、脑疝
颈部	颈椎牙痛、畸形、肿胀，气管移位，颈静脉怒张	颈椎骨折
胸部	有否挫伤、有无压痛、骨擦音、皮下气肿；听诊：两肺呼吸音是否对称、有无湿啰音、心音是否遥远；听诊：有无高清音、浊音	反常呼吸、张力性气胸、大量血胸、心包填塞、开放性气胸
腹部	有否挫伤、膨隆、压痛、反跳痛、肌紧张；听诊：有无移动性浊音	开放性腹部损伤、大出血
骨盆	有无压痛、不稳定	骨盆骨折
四肢	有无畸形、肿胀、骨擦音、活动情况及感觉	股骨骨折
脊椎	有无肿胀、压痛、畸形和瘫痪	脊椎骨折、脊髓休克

3. 简述青霉素皮试的操作方法及其结果评价。

答：（1）皮试操作：于患者前臂掌侧下段皮内注射青霉素皮试溶液 0.1mL，注射后观察 20 分钟，20 分钟后判断并记录试验结果。

（2）结果评价：

①阴性（－）：大小无改变，周围无红肿，无红晕；无自觉症状，无不适表现。

②阳性（＋）：皮丘隆起增大，出现红晕，直径大于1cm，周围有伪足伴局部痒感；可有头晕、心慌、恶心，甚至发生过敏性休克。

皮试结果须2名护士判断并签字。

4. 简述青霉素皮试过敏反应的临床表现和抢救流程。

答：（1）青霉素皮试时发生过敏反应，临床表现为：

①呼吸道阻塞症状：胸闷、气促、哮喘与呼吸困难，伴濒死感。

②循环衰竭症状：面色苍白，出冷汗、发绀，脉搏细弱，血压下降。

③中枢神经系统症状：面部及四肢麻木，意识丧失，抽搐或大小便失禁。

④其他：荨麻疹，恶心呕吐、腹痛与腹泻等。

（2）其抢救流程为：

①立即停药，协助患者平卧，报告医生，就地抢救。

②立即皮下注射0.1％盐酸肾上腺素1mL。

③氧气吸入，改善缺氧症状。

④遵医嘱静脉推注地塞米松5～10mg，应用抗组胺类

药物。

⑤静脉滴注10％葡萄糖溶液或平衡溶液扩充血容量。

⑥若发生心搏骤停,立即进行复苏抢救。

⑦密切观察病情,记录患者生命体征、神志和尿量等病情变化。

5.列举常见输液反应,并简述其处理原则。

答:(1)发热反应:

①反应轻者,应立即减慢滴速或停止输液,并及时通知医生。

②发热反应严重者,应立即停止输液,并保留剩余溶液和输液器,必要时送检。

③对高热患者,应给予物理降温,必要时遵医嘱给予抗过敏药物或激素药物。

(2)急性肺水肿:

①应立即停止输液并通知医生,协助患者采取端坐位,双腿下垂。

②高流量吸氧,20％～30％乙醇湿化。

③遵医嘱给予镇静、平喘、强心、利尿和扩血管药物。

④ 必要时进行四肢轮扎。

⑤静脉放血200～300mL,贫血者慎用。

(3)静脉炎:

①立即停止输液。

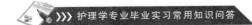

②患肢抬高并制动。

③局部用95％乙醇或50％硫酸镁行湿热敷,每日2次,每次20分钟。

④超短波治疗,中药外敷。

⑤如合并感染,遵医嘱给予抗生素治疗。

(4)空气栓塞:

①应立即将患者置于左侧卧位、头低足高位。

②给予高流量吸氧。

③有条件时可使用中心静脉导管抽出空气。

④严密观察病情变化,如有异常及时对症处理。

6.心电图胸导联如何定位?

答:胸导联连接的安放位置,常使用以下V1～V6的6个导联。

V1:胸骨右缘第四肋间;V2:胸骨左缘第四肋间;V3:V2、V4的中点;V4:左侧锁骨中线与第五肋间相交处;V5:左侧腋前线与第五肋间相交处;V6:左侧腋中线与V4、V5同一水平。

7.简述有机磷农药中毒的急救措施。

答:(1)迅速清除毒物:立即将患者撤离中毒现场;脱去污染衣物,用温水冲洗身体。

（2）紧急复苏：清除呼吸道分泌物，保持呼吸道通畅并给氧，必要时应用机械通气，心搏骤停时立即行 CPR。

（3）解毒剂的应用：①抗胆碱药：阿托品、盐酸戊乙奎醚；②胆碱酯酶复能剂；③解磷注射液。

（4）对症治疗。

8.简述阿托品、安定、肾上腺素注射液的制剂规格。

答：硫酸阿托品注射液为 1mL：0.5mg；安定注射液为 2mL：10mg；盐酸肾上腺素注射液为 1mL：1mg。

9.简述心搏骤停的定义。

答：心搏骤停（Cardiac Arrest，CA）是指各种原因引起的、在未能预计的情况和时间内心脏突然停止搏动，从而导致有效心泵功能和有效循环突然中止，引起全身组织细胞严重缺血、缺氧和代谢障碍，如不及时抢救即可立刻失去生命。心搏骤停不同于任何慢性病终末期的心脏停搏，若及时采取正确有效的复苏措施，病人有可能被挽回生命并得到康复。

10.简述除颤操作注意事项。

答：（1）除颤前应判断是否为室扑、室颤、无脉性室速。

（2）除颤部位皮肤保持干燥清洁，无破损。

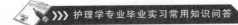

(3)导电糊用 C 字法涂抹均匀,两电极间不可由导电糊相连。

(4)两电极片距离大于 10cm;如有置入装置,电极片离装置大于 8cm。

(5)除颤时,工作人员应撤离以免损伤。

11.简述洗胃机应用的禁忌证。

答:(1)强酸、强碱,腐蚀性食物中毒禁忌洗胃。

(2)胸主动脉瘤,心功能不全者。

(3)肝硬化伴食管胃底静脉曲张者。

(4)胃癌,胃溃疡。

(5)近期有胃出血,胃穿孔。

12.简述高质量心肺复苏的特点。

答:(1)以足够的速率和幅度进行按压。

(2)保证每次按压后胸廓完全回弹。

(3)尽可能减少按压中断。

(4)避免过度通气。

13.简述成人心肺复苏操作步骤。

答:(1)评估环境(现场环境安全)(戴手套)。

(2)判断意识(轻拍患者双肩,低头呼叫,声音响亮)。

（3）启动紧急医疗系统，准备除颤器。

（4）摆放体位，施救者与患者体位正确。

（5）判断循环征象（检查呼吸、颈动脉搏动、四肢等，不超过 10 秒）。

（6）实施胸外按压（正确定位胸骨下 1/3，按压深度 5～6cm，按压速度 100～120 次/分，按压 30 次）。

（7）开放气道（先清理口腔，仰头举颏方法正确）。

（8）人工呼吸，口对面罩或口对口呼吸 2 次，方法正确有效，每次通气持续 1 秒以上。

（9）2 分钟内完成 5 个周期，每个周期按压与呼吸比为30：2。

（10）再次评估（检查呼吸、颈动脉搏动、四肢、眼球、咳嗽等）。

14. 呼吸皮囊的检查内容有哪些？

答：呼吸皮囊检查包括：减压阀功能是否良好、减压阀密闭性是否良好、减压阀完整性是否良好。

15. 简述盐酸肾上腺素注射液的应用范围及注意事项。

答：（1）应用范围：盐酸肾上腺素注射液是一种抗休克的血管活性药，用于心脏骤停和过敏性休克的抢救，也可用于其他过敏性疾病（如支气管哮喘、荨麻疹）的治疗，与局麻药合用有利局部止血和延长药效。

（2）注意事项：

①交叉过敏反应：对其他拟交感胺类药，如麻黄碱、肾上腺素、异丙肾上腺素、去甲肾上腺素等过敏者，对该品也可能过敏。

②该品可通过胎盘屏障，致胎儿缺氧。动物研究显示所给药量比人类的最大剂量高25倍时，有致畸作用。因该品能松弛子宫平滑肌，延长第二产程，大剂量时减弱宫缩，故分娩时不主张应用。剖宫产麻醉过程中用该品维持血压，可加速胎儿心跳，当母体血压超过17.3/10.7kPa（130/80mmHg）时不宜用。

③小儿给药须小心，曾有报道在哮喘小儿中应用时发生昏厥。

④老年人对拟交感神经药的作用敏感，宜慎用。

⑤对诊断的干扰：应用该品时可能升高血糖和血清乳酸水平。

⑥下列情况应慎用：A.器质性脑损害；B.心血管病，包括心绞痛、心律失常、心脏扩大、脑血管硬化、冠状动脉病、各种器质性心脏病；C.糖尿病；D.青光眼；E.高血压；F.甲亢；G.帕金森病，可使僵硬与震颤暂时性加重；H.吩噻嗪类引起的循环虚脱或低血压，因该品的使用导致血压进一步下降；I.精神、神经疾患的症状恶化；J.心源性、外伤性或出血性休克时，用该品无益。

⑦应用该品时必须密切注意血压、心率与心律变化,多次应用时还须测血糖变化。

⑧逾量的征象:焦虑不安、皮肤潮红、胸痛、寒战、发热、抽搐、血压变化、心律失常、恶心、呕吐、皮肤苍白寒冷等。

⑨不良反应:胸痛、心律失常为较少见的反应,但出现时即须引起注意,多见于给予大剂量时;头痛、焦虑不安、烦躁、失眠、面色苍白、恐惧、震颤、眩晕、多汗、心跳异常增快或沉重感。

二、重症监护室

1. 简述出血性脑血管疾病的临床表现。

答:临床以内囊出血最多见。表现为剧烈头痛、头晕、呕吐,意识障碍。三偏症:对侧偏瘫、偏身感觉障碍和对侧同向。

2. 简述瞳孔正常大小的范围及对光反应变化。

答:瞳孔正常大小为 2.5~5mm,对光照射后双侧瞳孔缩小变化。

3. 疼痛评估方法有哪些?

答:(1)文字描述评分法(Verbal descriptors scale,

VDS)：醒目、便于理解，但对文化程度低或不识字的人难以应用。

（2）数字评分法（Numericalrating scalle，NRS）：准确简明，但不能用于没有数字概念的患儿。

（3）口头评分法（Verbal rating scale，VRS）：易理解，表达清楚、准确具体，但易于受文化程度、方言等因素影响。

（4）视觉模拟评分法（Visual analogue scale，VAS）：简便易行，但精确度稍差。

（5）Wong-Baker 面部表情评估法（The Modified Wong-Baker Faces Scale）：直观真实，没有文化背景的要求，常用于小儿及表达困难者，但需要观察者仔细辨识。

（6）改良面部表情评分法（The Modified Faces，Legs，Activity，Cry and Consolability Scale，FLACC）：表情、下肢、活动、哭泣可安慰性评分法。多用于 4 岁或 4 岁以下幼儿、有先天性认知缺陷的人或老年人，以及无法用其他评测方法的病人。

（7）疼痛问卷调查表评估法：常用的有 McGill 问卷表（McGill pain questionnaire，MPQ），因其考虑到患者对疼痛的生理感觉、情感因素、认知能力等因素，能比较准确地评价疼痛的强度和性质，但易受病人文化程度和情感因素的影响。

以上分类中数字评分法和面部表情评估法在临床应用较广泛。

4. 简述压疮分期及各期的护理措施。

答:(1)淤血红润期:去除致病原因,防止压疮继续发展。

(2)炎性浸润期:保护皮肤,预防感染。

(3)浅度溃疡期:清洁伤口,清除坏死组织,处理伤口渗出液,促进肉芽组织生长,并预防和控制感染。

(4)坏死溃疡期:继续加强浅度溃疡期的治疗和护理外,采取清创术清除焦痂和腐肉,处理伤口潜行和窦道以减少无效腔,并保护暴露的骨骼、肌腱和肌肉。

(5)可疑的深部组织损伤。

(6)难以分期的压疮。

 5. 简述压疮的概念及预防措施。

答:(1)压疮概念:身体局部组织长期受压,血液循环障碍,局部组织持续缺血、缺氧,营养缺乏,致使皮肤失去正常功能而引起的组织破损和坏死。

(2)预防措施:

①评估:积极评估是预防压疮的关键。

②避免局部组织长期受压:A. 经常变换卧位;B. 保护骨隆突处和支持身体空隙处;C. 正确使用石膏、绷带及夹板固定;D. 应用减压敷料及床垫。

(3)避免或减少摩擦力和剪切力的作用。

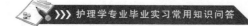

（4）保护患者皮肤，避免局部不良刺激。

（5）促进皮肤血液循环。

（6）改善机体营养状况。

（7）鼓励患者活动。

（8）实施健康教育。

6. 简述CVP测压装置的连接方法及操作注意事项。

答：（1）连接方法：

①备好中心静脉压测定装置，将传感器与中心静脉置管的主通道相连接，固定测压管使压力传感器与右心房中点在同一水平线上。

②旋转三通，将传感器通大气，然后调整监护仪归零；再让压力传感器与静脉导管相通，监护仪上即显示中心静脉压。

（2）操作注意事项：

①严格执行无菌操作原则。

②妥善固定中心静脉导管，紧密连接输液管，确保管道内无凝血及空气。

③正确调整零点，每次更换体位时要重新归零。

④保持主通道通畅，不测CVP时可继续补液，测压时要关闭其他输液通道。

⑤注意躁动的病人要等其平静10分钟后再测CVP。

7. 列举人工气道种类。

答:人工气道包括:咽部气道(Pharyngeal Airway),如鼻咽通气道、口咽通气道;气管内气道(Tracheal Airway),如气管插管(Tracheacannula)、气管切开(Tracheotomy)。

8. 简述呼吸机相关性肺炎的护理措施。

答:(1)半卧位,床头抬高 30～45°。

(2)避免镇静时间过长和程度过深。

(3)避免口咽部和胃内容物反流入口腔误吸。

(4)进行持续声门下吸引。

(5)规范使用呼吸机管道,不同患者之间必须更换呼吸机管道,长期带机患者定期更换。

(6)做好口腔护理。

(7)指导患者正确咳嗽,必要时予以翻身拍背。

9. 简述支气管哮喘的定义。

答:支气管哮喘是由嗜酸性粒细胞、肥大细胞和 T 淋巴细胞等多种细胞参与的气道慢性炎症,具有气道高反应性特征。

10. 简述休克的定义。

答:机体在强烈致病因素的侵袭下,有效循环血量锐

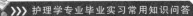

减,组织灌注不足,引起的微循环障碍、代谢障碍及细胞受损为特征的病理性综合征,是严重的全身性应激反应。

11. 简述Ⅱ型呼吸衰竭的定义。

答:Ⅱ型呼吸衰竭指各种原因引起的肺通气和换气功能严重障碍,以至于在静息状态下亦不能维持足够的气体交换,导致低氧血症伴有高碳酸血症;血气分析结果提示 $PaCO_2 < 60mmHg$,并伴 $PaCO_2 > 50mmHg$,进而引起一系列病理改变和相应临床表现的综合征。

12. 简述呼吸机相关性肺炎(VAP)的定义。

答:VAP(Ventilator Associated Pneumonia)指机械通气 48 小时后或拔管后 48 小时内出现的肺炎,是医院获得性肺炎的重要类型。

13. 简述多巴胺的药理作用。

答:小剂量多巴胺有利尿的作用;中大剂量有升压强心作用;若心率>150 次/分,升压效果差,应考虑改用其他血管活性药物。

14. 简述肾上腺素的药理作用。

答:肾上腺素有升压、强心、舒张支气管平滑肌等作用。

15. 简述垂体后叶素的药理作用。

答：垂体后叶素有升压、止血、抗利尿等作用。

16. 请复述输血制度中的"三查八对"内容。

答：所谓"三查"指血液质量、血液有效期、血袋包装是否完好；"八对"指床号、姓名、住院号、血型、血袋号、血液质量、血液类型、交叉配血实验结果。

17. 简述高钾血症的治疗方法。

答：高钾血症时可以使用 10％葡萄糖酸钙稀释后静脉推注，以对抗高钾引起的心律失常；或使用 5％葡萄糖注射液加胰岛素静脉滴注，促进钾离子向细胞内转移；或使用 5％$NaHCO_3$，即碱性液体起到扩容并碱化尿液的作用。

18. PaO_2 和 $PaCO_2$ 的正常值是多少？

答：正常血氧分压（PaO_2）值是 80～100mmHg，正常二氧化碳分压（$PaCO_2$）值是 35～45mmHg。

19. 列举呼吸机低压报警的三个主要原因。

答：管道脱落、管道漏气、气囊破损。

（张 菊）

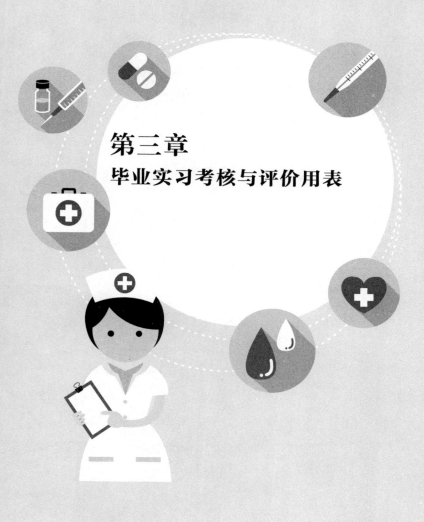

第三章
毕业实习考核与评价用表

第一节　科室考核记录表

表1　科室实习小结

实习科室		起止时间	年　月　日至　年　月　日,共　　周
医德医风、劳动纪律、工作表现、实习完成情况、理论知识学习情况、实际操作能力自评情况等			

签名_____

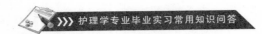

表2　出科考核成绩登记表

考勤	额定实习时间		病假	事假	迟到	自修/听课缺席	旷工
	周		天	天	天	/次	天
项　目（100分）			综合评分	总分	出科考核项目		
评分	理论　30%						
	技能　30%						
	态度　40%						

表3　出科考核综合评价

医德医风、劳动纪律、学习积极性、工作主动性、"三基"水平等方面：
签名:科室带教老师＿＿＿＿＿＿＿　科室护士长＿＿＿＿＿＿＿ 　　　　　　　　　　　　　　　　填表日期：　年　月　日

（程丽娟　整理）

第二节 毕业实习总结表

表 4 护理学专业毕业实习个人总结表

实习生姓名		班级	
实习单位		实习岗位	
实习时间		出勤情况	
实习单位指导教师姓名		带队指导教师	
毕业实习主要内容			
备　注			

个人实习总结：

（可续页）

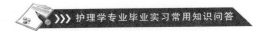

续 表

实习单位评定意见	实习单位指导老师 或负责人(签名):　　　　　　(单位盖章)　　　年　月　日
带队指导教师评定意见	带队指导教师(签名):　　　　　　　　　　年　月　日
实习成绩	实习工作领导小组审核意见: 综合评定成绩(五级制): 负责人(签名):　　　　　(公章)　　　年　月　日

(程丽娟 整理)

第三节 毕业实习操作考核评分表

表5 无菌技术操作评分表

项目	操作步骤及要求	分值	得分
仪表要求	1.衣帽鞋整洁,指甲不过甲缘 2.操作前按六步洗手法洗手,戴口罩	4	
操作前准备	1.备齐用物,无菌盘、无菌持物钳(镊)、无菌包、无菌溶液、无菌手套、抹布等 2.评估环境,环境符合要求	4	
操作步骤	清洁治疗台、治疗车,治疗盘,清洁后洗手、洗抹布	3	
	查看无菌包的名称、灭菌日期、灭菌标志,以及有无潮湿、破损。打开无菌包	5	
	用钳(镊)夹取无菌巾置治疗盘内,无菌钳取放过程中钳端闭合,不可触及边缘,使用过程中钳端始终向下,不可碰触其他非无菌物品	8	
	正确复合无菌包,注明开包日期、时间、签名。无菌巾呈扇形折叠,开口边向外,手法正确	8	
	检查贮藏罐的窗口、灭菌日期。开罐后注明开罐日期、时间,并签名。取用时,不可越过无菌面,将取出的治疗碗放于无菌治疗巾上	8	
	取无菌溶液,去灰,核对瓶签,检查瓶盖、瓶体、溶液,打开瓶盖,无污染	6	

续　表

项目	操作步骤及要求	分值	得分
操作步骤	倒溶液时标签向上,冲洗瓶口,倒液时瓶口离容器 10cm 以上,不溅出	7	
	重新盖好瓶盖,无污染。注明开瓶日期、时间、签名。如污染或可疑污染直接放治疗车下层	5	
	将无菌盘整理好,注明铺盘日期、时间、签名	6	
	洗手、擦干,核对手套号码、有效期、包装完整	5	
	取滑石粉避开无菌区,用粉涂擦双手,戴手套方法正确无污染,戴好手套仔细检查有无破损	9	
	脱手套时,手法正确,洗手	8	
操作后整理	用过的物品处置正确	2	
	整理用物,物品复位	2	
评价	有条不紊,注意节力原则,灵活处理异常情况	5	
	动作准确、熟练(时间:9 分钟内完成)	5	

表6 更换胸膜腔闭式引流瓶评分表

项　目	操作要求	分值	得分
仪表要求	仪表大方,态度和蔼,服装鞋帽整洁	2	
评估	患者病情、伤口敷料、水柱波动和引流液情况	4	
操作前准备	环境清洁,洗手,戴口罩	3	
	用物:无菌纱布罐1只、PVP碘棉球罐1只、泡镊筒＋无菌镊1只、治疗盘1只、血管钳2把(血管钳头端带有保护套)、消毒弯盘2只(内放无菌镊子2把)、一次性水封瓶1个、生理盐水1瓶(玻瓶装)、一次性手套、剪刀1把	5	
安装引流瓶	消毒弯盘内放入PVP碘棉球、无菌纱布若干	3	
	检查一次性水封瓶包装、有效期,打开两层包装	4	
	放置注水漏斗	2	
	检查生理盐水有效期、质量,开启瓶塞	4	
	引流侧水封瓶加水,长玻璃管置在液面下,保持直立位,并用胶布在瓶外做好水平面标记	5	
	正确连接水封瓶管道、引流管头端单独置于无菌包装袋内	5	
更换引流瓶	将用物备齐放置治疗车上,推至病人床边,身份核查,向病人做好解释工作,安置病人体位,拉好床帘;将水封瓶挂于床沿,距胸腔60～100cm	6	
	戴手套,检查伤口及导管固定是否良好,暴露引流管,注意保暖	6	

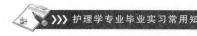

续 表

项 目	操作要求	分值	得分
更换引流瓶	持一弯盘置于引流管接口下,挤捏引流管,用2把卵圆钳正确夹住引流管近端	7	
	镊子夹 PVP 碘棉球消毒引流管连接处,先以接口为中心环形消毒,然后向接口以上及以下各纵行消毒	6	
	取消毒纱布捏住连接处上方引流管部分,脱开连接处	5	
	镊子夹 PVP 碘棉球再次消毒引流管管口	3	
	连接无菌引流管,检查水封瓶连接是否正确、紧密,注水位是否正确;松开血管钳,挤压引流管,观察是否通畅	8	
	安置患者,宣教注意事项	4	
操作后处置	整理用物	3	
	洗手,正确记录	5	
沟通	关心、爱护患者,与患者沟通良好	5	
熟练程度	动作准确、熟练	2	
时间要求	10 分钟	3	
总 分		100	

表7 成人心肺复苏术考核评分表

项目	操作流程和评分细则		分值	得分
物品准备(5分)	物品准备齐全		5	
评估 (10分)	(1)判断环境是否安全(口述)	有无煤气泄漏、高空坠物、高压线等	2	
	(2)看表记录抢救开始时间	有看表动作	1	
	(3)判断意识:凑近患者大声呼唤并轻拍双肩;观察患者自主呼吸是否正常	判断方法正确	2	
	(4)呼救:"来人呀!"或"救人呀!",呼叫他人打"120"电话并取 AED	呼救	1	
		指定人打电话,取回 AED	2	
	(5)摆放复苏体位,解开衣服	体位正确,3秒钟内完成,各1分	2	
操作步骤 (65分)	(1)判断循环:以一手中指与食指从颈部前正中线向外滑行,置于气管与胸锁乳突肌之间触摸颈动脉搏动;第1秒就抬头观察面色、有无咳嗽反射及顺时针巡视四肢有无抽动(口述:病人无心跳,立即进行心肺复苏)	触摸位置正确	5	
		观察面色及四肢	2	
		口述病人无心跳,立即进行心肺复苏	1	
		按规定时间完成(所有评估至少5秒,但不超过10秒)	2	

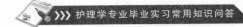

项目	操作流程和评分细则		分值	得分
（2）胸外心脏按压：①姿势和定位：跪于病人右侧胸旁；先找到肋弓下缘，沿肋弓下缘向上摸至肋缘与胸骨连接处的切迹，以一手中指、食指放于该切迹上方，将第二只手以掌跟部置于定位指旁，再将第一只手叠放在第二只手上②操作方法：保持肘关节伸直，按压时以髋关节为支点，双臂垂直，利用自身重量向下按压胸骨，放松时要让胸廓完全复原，但手不能倚靠胸壁	姿势、用力正确，定位动作正确		5	
	部位：胸骨下切迹上 2 横指		5	
	频率：100 ～ 120 次/分；连续不中断		5	
	深度：≥5cm，但不超过 6cm		5	
	按压/通气比例：30∶2		5	
	压与放比例：1∶1		5	
	放松充分，手不倚靠胸廓		5	
（3）口对口人工呼吸：用手指深入口腔清除异物；用一只手轻抬其下颌，另一手压前额，使头后仰 90°保持打开气道位置，给予人工呼吸，捏住其鼻腔，深吸一口气后将嘴唇紧贴着病员嘴唇吹气直至胸廓上升	清理呼吸道；保持气道通畅，各 2 分		4	
	捏鼻翼，深吸一口气，口唇包严无漏气，吹气至胸廓上升，各 1 分		4	
	吹气后松鼻、离唇，观察胸部情况		4	
	吹气 2 次，每次吹气时间≥1 秒		4	
	频率 10～12 次/分		4	

续　表

项目	操作流程和评分细则		分值	得分
CPR 效果 评估 (10分)	心肺复苏有效指征(逐项检查并口述):颈动脉有搏动,自主呼吸恢复,瞳孔由大变小,唇、面及甲床转红润等	完成5个循环后评估	2	
		检查颈动脉、呼吸	4	
		检查瞳孔和唇、面、指甲	2	
		在规定时间内完成 (5~10秒)	2	
复原 体位 (5分)	复原体位:拉好衣服拉链,口述摆放的体位	拉好拉链,口述及体位正确	3	
		在规定时间内完成 (3~5秒)	2	
理论 (5分)	1.复苏目的:用人工的方法,使病人迅速建立有效的循环和呼吸,恢复全身血氧供应,防止加重缺氧、促进脑功能的恢复 2.注意事项:按压方法或部位不正确,不但使抢救失败,还可发生骨折、气胸、内脏损伤、胃内容物反流等	回答正确	5	
总分			100	

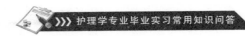

表8 生命体征测量技术操作评分表

项目	操作步骤及要求	分值	得分
仪表要求	1.衣帽鞋整洁,指甲不过甲缘;2.操作前洗手、戴口罩	5	
操作前准备	1. 评估病人年龄、病情、意识、治疗情况及心理状况;评估病人适宜的测量方法 2. 向患者及家属解释操作目的、方法、注意事项及配合要点 3. 询问有无吸烟、运动、进食、洗澡、坐浴,并观察病人有无情绪变化,如有需休息30分钟再测量 4. 用物:治疗盘内备两只容器(一只放已消毒的体温计,另一只放测温后体温计)(体温计甩至35℃以下)、血压计、听诊器、有秒针的表、消毒液纱布、记录本、笔,如测肛温可另备液状石蜡、棉签、卫生纸、清洁手套。检查体温计、血压计等无破损,清点体温计数目	10	
操作步骤	携带用物至床旁,核对并向病人解释	5	
	协助病人采取坐位或卧位。必要时脱去衣袖,手臂置舒适位置	5	
	测体温:根据病情、年龄等因素,选择合适的测量方法 (1)测口温:将口表水银端斜放于舌下热窝(舌系带两侧)3分钟,嘱病人闭唇含住口表,用鼻呼吸,勿用牙咬 (2)测腋温:擦干腋下汗液,将体温计水银端放于腋窝深处并紧贴皮肤,屈臂过胸5～10分钟,必要时托扶病人手臂	15	

续　表

项目	操作流程和评分细则	分值	得分
操作步骤	测脉搏:以食指、中指、无名指的指端按压桡动脉 30 秒;脉搏异常的病人,测量 1 分钟	10	
	测呼吸:手指不移动,眼睛观察病人的胸腹部,一起一伏为一次呼吸,测量 30 秒;危重病人呼吸不易观察时,用少许棉絮置于病人鼻孔前,观察棉花吹动情况,计数 1 分钟	10	
	测血压: (1)将衣袖上卷露出上臂,伸直肘部,手掌向上外展,保持血压计零点、肱动脉与心脏同一水平 (2)放平血压计,排尽袖带内空气,平整无折地缠于上臂中部,下缘距肘窝 2～3cm,松紧以能放入一指为宜。打开水银槽开关 (3)戴好听诊器,将胸件置肱动脉搏动最明显处,打气至肱动脉搏动音消失再上升 20～30mmHg;缓慢放气,注意肱动脉声音的变化 (4)测量完毕,排尽袖带余气,将血压计右倾 45°关闭水银槽开关,整理妥善,并协助患者穿上衣袖	20	
	取出体温计、消毒纱布擦拭,读数后甩至 35 度以下	5	
	记录体温、脉搏、呼吸、血压的数值并向病人做简要解释	5	
操作后整理	整理并离开:清理用物,整理床单位,交代注意事项,确认病人无其他需要后离开病室,消毒体温计	5	
评价	操作全过程步骤正确、动作熟练、有条不紊	5	

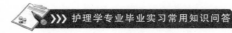

表9 皮内注射操作评分表

项目	操作步骤及要求	分值	得分
仪表要求	1.工作衣、帽穿戴整齐,符合规范;2.已修剪指甲、规范洗手,戴好口罩	5	
操作前准备	1.评估患者的身体状况,有无用药过敏史及注射部位状况,并向患者解释,取得患者配合 2.准备用物:基础消毒盘、无菌棉签、75%乙醇、医嘱用药液、1ml注射器、注射卡、污物缸,如为药物过敏试验,另备0.1%盐酸肾上腺素1支和5ml注射器一个。物品放置合理 3.检查一次性物品质量	5	
准备药液	核对医嘱的有效性,按医嘱准备好药物	5	
	查对药物名称、浓度、剂量、有效期。查药物质量	5	
	严格无菌技术操作,铺无菌治疗盘	5	
	安瓿用砂轮锯后,掰开,(锯安瓿前后均需消毒),按要求使用一次性注射器。手法正确、抽药液不余、不漏、不污染	5	
	再次查对药物名称、剂量、浓度、有效期。将药液放入无菌治疗盘内	5	
注射	携用物至患者床旁,核对身份,再次向患者解释	5	
	详细询问用药史及过敏史	5	
	选择注射部位,消毒皮肤	5	
	二次核对,排尽空气	5	

项目	操作步骤及要求	分值	得分
注射	绷紧皮肤,针尖斜面向上,与皮肤呈5°角刺入皮内,待针头斜面完全进入皮内后,放平注射器,固定针栓	10	
	注入抽吸液0.1mL,注射完毕,迅速拔出针头,勿按压针眼	5	
	再次核对姓名、病案号	5	
操作后处理	整理床单位,妥善安置患者、分类处理污物用物,交代注意事项	5	
	洗手、记录(皮试者15～20分钟后两名护士观察结果)	5	
终末评价	操作全过程步骤正确	5	
	动作熟练、有条不紊、无小动作	5	
	无菌观念强	5	

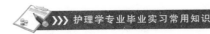

表 10　皮下注射法操作评分表

项目	操作步骤及要求	分值	得分
仪表要求	1.工作衣、帽穿戴整齐,符合规范;2.已修剪指甲、规范洗手,戴好口罩	5	
操作前准备	1.评估患者的身体状况,有无用药过敏史及注射部位状况,并向患者解释,取得患者配合 2.准备用物:基础消毒盘、无菌棉签、碘伏、1～2mL 注射器及 5～6 号针头,按医嘱备药液放无菌盘内,物品放置合理 3.检查一次性物品质量	5	
准备药液	核对医嘱的有效性,按医嘱准备好药物	5	
	查对药物名称、浓度、剂量、有效期。查药物质量	5	
	严格无菌技术操作,铺无菌治疗盘	5	
	安瓿用砂轮锯后,掰开,(锯安瓿前后均需消毒),按要求使用一次性注射器。手法正确、抽药液不余、不漏、不污染	5	
	再次查对药物名称、剂量、浓度、有效期。将药液放入无菌治疗盘内	5	
注射	携用物至患者床边,核对身份后,帮助患者取舒适体位	5	
	选择注射部位(上臂三角肌下缘、上臂外侧、大腿前侧外侧、下腹部组织及肩胛下方),常规消毒皮肤,消毒皮肤方法正确,待干	5	
	二次核对,排尽注射器内气体	5	

续　表

项目	操作步骤及要求	分值	得分
注射	左手绷紧注射部位皮肤,右手持注射器,以食指固定针栓使针头与皮肤呈 30~40°角(过瘦者可捏起注射部位皮肤,同时角度可减小)迅速刺入针头的 1/2~2/3	10	
	固定针栓,抽吸活塞,无回血即可推药,缓慢推药,同时注意患者的表情及反应	5	
	注射完毕,快速拔针以棉签轻压针刺处,勿按揉	5	
	再次核对姓名、病案号。	5	
操作后处理	整理床单位,妥善安置患者、分类处理污物用物	5	
	皮下注射胰岛素时,告知患者注射后 15min 开始进食,以免因注射时间过长而造成患者低血糖	5	
终末评价	操作全过程步骤正确	5	
	动作熟练、有条不紊、无小动作	5	
	无菌观念强	5	

表 11　肌肉注射法操作评分法

项目	操作步骤及要求	分值	得分
仪表要求	1.工作衣、帽穿戴整齐,符合规范;2.已修剪指甲、规范洗手,戴好口罩	5	
操作前准备	1.评估患者的身体状况,有无用药过敏史及注射部位状况,并向患者解释,取得患者配合 2.准备用物:基础消毒盘、无菌棉签、碘伏、医嘱用药液、2~5mL注射器、注射卡、污物缸。物品放置合理 3.检查一次性物品质量	5	
准备药液	核对医嘱的有效性,按医嘱准备好药物	5	
	查对药物名称、浓度、剂量、有效期。查药物质量	5	
	严格无菌技术操作,铺无菌治疗盘	5	
	安瓿用砂轮锯后,掰开(锯安瓿前后均需消毒),按要求使用一次性注射器。手法正确、抽药液不余、不漏、不污染	5	
	再次查对药物名称、剂量、浓度、有效期。将药液放入无菌治疗盘内	5	
注射	携用物至患者床旁,核对身份,再次向患者解释	5	
	协助病人采取恰当体位,确定注射部位准确	5	
	消毒皮肤方法正确,待干	5	
	二次核对,排尽空气	5	

续 表

项目	操作步骤及要求	分值	得分
注射	取一根干棉签并保持其无菌,左手在消毒区域外绷紧皮肤,右手持针,以中指固定针栓,垂直进针,刺入深度约为针梗的 2/3 长,固定针头,抽吸回血	10	
	缓慢推药,同时注意患者的表情及反应	5	
	用干棉签覆盖针眼,快速拔针,再次核对姓名、病案号	5	
操作后处理	协助病人穿好衣裤,恢复舒适体位	5	
	整理床单位,妥善安置患者、分类处理污物用	5	
终末评价	操作全过程步骤正确	5	
	动作熟练、有条不紊、无小动作	5	
	无菌观念强	5	

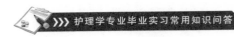

表 12　密闭式静脉输液法评分表

项目	操作要求	分值	得分
仪表要求 3 分	仪表大方,态度和蔼,服装鞋帽整洁	3	
操作前准备 27 分	核对医嘱与执行单	2	
	评估患者病情,解释输液目的,询问过敏史;必要时协助患者排便;评估并选择合适的肢体与穿刺部位	5	
	环境准备:清洁、宽敞、明亮,备好输液架	2	
	护士准备:洗手,戴口罩	2	
	用物准备:治疗盘、消毒棉签、止血带、无菌敷贴、污物盒、输液巡视卡、手消剂、输液器、按医嘱备好的液体,检查质量及有效期	4	
	核对所备药液与执行单是否相符,对光检查液体有无沉淀、浑浊、变色等情况	6	
	消毒瓶塞,待干	2	
	检查输液器有效期、包装有无破损,关闭调节器,插输液器。再次核对医嘱	4	
操作过程 55 分	携执行单、输液巡视单及用物至患者床旁,询问患者姓名,核对患者床头卡、腕带与液体标签是否一致	4	
	取舒适卧位	1	

项目	操作要求	分值	得分
操作过程 55 分	再次检查药液,悬挂输液瓶于输液架上,一手持头皮针与调节器,一手倒持茂菲氏滴管,打开调节器,当药液平面达茂菲氏滴管 1/3～1/2 时,倒转滴管,一次性排气至乳头,检查有无气泡,输液皮管挂于输液架上	6	
	在离进针处 6～10cm 处扎止血带,止血带末端向上,嘱患者握拳	3	
	复合碘棉签以注射点为中心环形消毒皮肤 2 遍,直径大于 5cm,待干	4	
	准备输液敷贴,取输液皮管,去针帽,针尖斜面向上,排气至针尖,检查有无气泡	4	
	再次核对患者身份及药物名称、剂量、使用途径	3	
	穿刺者左手绷紧皮肤,右手持针,针尖斜面向上,在静脉上方或侧方进针,角度为 15～30°,见回血后再进针少许·	6	
	穿刺成功,一针见血	4	
	三松:松止血带、嘱病人松拳、松调节器,观察滴入是否通畅	3	
	固定针柄,无菌敷贴覆盖针眼,固定软管,要求固定美观	3	
	按病情、年龄、药物调节滴速(一般成人 40～60 滴/分,儿童 20～40 滴/分)	4	
	再次确认患者身份及药物,填写输液巡视单各项内容	4	

续　表

项目	操作要求	分值	得分
操作过程 55分	安置患者,宣教药物注意事项、呼叫方法等	4	
	整理床单位,协助患者取舒适体位,酌情拉上床栏	2	
操作后处置 5分	整理用物,洗手摘口罩,记录	5	
人文关怀10分	关心、爱护患者,与患者沟通良好	5	
	动作准确、熟练(时间要求:8分钟内完成)	5	
总分		100	

表 13　口鼻吸痰操作评分表

项目	操作步骤及要求	分值	扣分	扣分说明
评估	患者意识、生命体征、呼吸音、呼吸道分泌物的量和黏稠度等,必要时行肺部叩击	5		
准备	工作衣、帽、鞋穿戴整齐,符合规范,已修剪指甲、规范洗手,戴好口罩	2		
	备齐用物,放置合理,检查吸引器性能,检查一次性物品质量,环境清洁,光线适宜	3		
操作过程	核对床号、姓名、手腕带,向患者解释	5		
	协助合适卧位(头向后仰侧向一边)	5		
	按要求打开无菌包	5		
	按要求打开一次性吸痰管	5		
	右手戴一次性手套,取出吸痰管,连接吸引管	5		
	打开备有吸痰用生理盐水圆罐试吸,湿润	5		
	吸痰顺序正确,先吸鼻腔,冲洗管路后再吸口腔(咽喉部、近侧、对侧)	10		
	鼻用盐水罐与口用盐水罐分开使用	5		
	正确使用负压(插管时不可使用负压,以免损伤黏膜)	5		
	吸痰深度适宜,手法正确(左右旋转上提)	10		
	掌握正确吸痰时间(每次小于 15 秒,连续吸痰不得超过三次,中间间隔 3～5 分钟)	5		
	吸痰时观察病人面色、生命体征、氧饱和度等	5		
	正确处理吸痰管和手套,关闭吸引器,再次评估患者,观察吸痰效果	5		

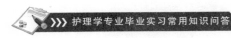

续　表

项目	操作步骤及要求	分值	扣分	扣分说明
操作后	整理床单位,妥善安置患者、分类处理污物用物	5		
	洗手,记录	5		
终末评价	无菌观念强、操作熟练	5		

表 14 更换普通引流袋护理操作评分表

项目	操作步骤和要求	分值	得分
目的	1.引流液气体(消化液、腹腔液、脓液、切口渗出液)至体外,降低局部压力,减少感染因素,促进愈合 2.作为检测、治疗途径	5	
用物	治疗车、治疗盘、血管钳 1 把、一次性引流袋(瓶)1 只、污物筒 1 只、消毒弯盘 2 只(内放消毒纱布 1 块,镊子 1 把),5%PVP 碘液,棉签	5	
操作步骤	戴帽子、口罩,洗手	5	
	将所备用物放置治疗车上,推到病人床旁,向病人做好解释工作,冬天关好门窗,安置病人体位(低半卧位或平卧位)	5	
	检查伤口,暴露引流管,注意保暖	5	
	检查无菌引流袋是否密封、过期、打开外包装,检查引流袋有无破损或管子扭曲,将引流管挂于床沿,再将引流袋外包装(或无菌弯盘)垫在引流管接口下面	5	
	挤压引流管,用血管钳夹住引流管尾端上 3cm	5	
	用 PVP 碘棉签消毒引流管连接处,先以接口为中心,环行消毒,然后向接口以上及以下各纵行消毒 2.5cm	10	
	取消毒纱布用左手捏住连接处的引流管部分,脱开连接处	10	
	再用 PVP 碘棉签消毒引流管的管口边	5	
	连接无菌引流袋,松开血管钳,并挤压引流管,观察是否通畅	10	
	整理用物,妥善安置病人	5	
	正确观察和记录引流液量、性质	5	

续　表

项目	操作步骤和要求	分值	得分
注意事项	1.严格无菌操作,保持引流袋位置低于引流部位,引流袋每日更换 2.保持引流管通畅,定时挤压,避免引流管折叠,扭曲 3.观察并记录引流液的量、性状、色泽变化,与病情是否相符等,需每天记录,发现异常,及时与医生联系 4.引流管妥善固定以防滑脱,病人活动时勿将引流管拉脱 5.负压引流瓶更换方法相同	10	
思考	1.如何根据病情分析引流液的颜色、性状、量? 2.如何做好引流管的安全护理工作?	10	
总分		100	

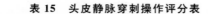

表 15　头皮静脉穿刺操作评分表

项目	操作步骤和要求	分值	得分
目的	1.补充液体、营养,维持体内电解质平衡 2.使药物快速进入体内	10	
实验准备	1.护士准备： (1)了解患儿病情、年龄、意识状态、对输液的认识程度、心理状态,观察穿刺部位的皮肤及血管状况 (2)根据患儿的年龄做好解释工作 (3)操作前洗手、戴口罩 2.用物准备： (1)输液器、液体及药液 (2)治疗盘：内置碘伏、棉签、弯盘、胶布、头皮针(4～5.5号)、无菌巾内放入已吸入生理盐水或10%葡萄糖 2ml 的注射器 (3)其他物品：剃刀、污物杯、肥皂、纱布,必要时备约束带 3.患儿准备：为小婴儿更换尿布,协助幼儿排尿 4.环境准备：清洁、宽敞、操作前半小时停止扫地及更换床单	10	
操作步骤	1.在治疗室内按医嘱准备好药液 2.携用物至床边,核对、向家长解释。将液体挂在输液架上,排尽气体	15	

135

续　表

项目	操作步骤和要求	分值	得分
操作步骤	3.穿刺过程： (1)将枕头放在床沿,使患儿横卧于床中央,助手固定患儿头部 (2)穿刺者位于患儿头端,选择静脉,必要时顺头发方向剃净局部头发 (3)操作者常规消毒皮肤后,左手绷紧皮肤,右手持针将针头向心方向平行刺入皮肤,见回血后如无异常,用胶布固定(营养不良及新生儿体弱、特殊患儿,可先用注射器接头皮针,驱除针内气体再刺入,抽出回血,取下 2mL 注射器将头皮针与输液器连接,再用胶布固定)	40	
	4.根据医嘱调节滴数,整理床单位 5.整理用物,洗手记录 6.输液过程中观察输液情况	15	
评价	1.操作熟练、流畅,注意无菌原则 2.注意与患儿及家长的解释和沟通 3.注意输液过程中的观察和故障排除	10	

表16 新生儿沐浴（淋浴）操作评分表

项目	操作步骤和要求	分值	得分
用物准备	新生儿模型、沐浴装置、新生儿衣服、尿布、包被、大小毛巾、浴巾、婴儿浴液、水温计、体温计、磅秤、护理盘（内放石蜡油、2%碘酊、5%鞣酸软膏、消毒植物油、棉签、75%酒精、无菌敷料、婴儿爽身粉、无菌镊子、脐带布）等	8	
环境准备	关闭门窗，调节室温26～28℃，水温38～40℃，或用手腕内侧试水温	4	
操作者准备	护士修剪指甲，穿清洁工作服，检查衣服口袋内有无坚硬尖锐物，戴无菌帽子、口罩，系围裙，洗手	6	
新生儿沐浴的目的	清洁皮肤，预防感染；协助皮肤排泄、散热，促进血液循环及新陈代谢；起到按摩、活动全身作用；同时可做体表检查，及时发现问题	6	
新生儿沐浴的时间	沐浴应在每天早晨、喂奶前或喂奶后1小时进行，以防呕吐或溢奶。护士进入母婴休养室向母亲了解新生儿的情况，将新生儿抱至沐浴室	6	
沐浴方法	淋浴		
解开衣物、核对标记	将新生儿置沐浴台上，解开包被、衣服、尿布，检查手圈，仔细核对姓名、床号等标记	6	
擦去胎脂	第一次沐浴时，用沾消毒植物油的纱布擦去新生儿颈下、腋下、腹股沟、女婴阴唇间隙等处堆积的胎脂	5	
称体重	称体重并记录	2	

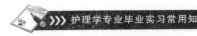

续　表

项目	操作步骤和要求	分值	得分
准备沐浴垫或准备浴盆、浴水	淋浴垫上垫干净无菌巾,用手腕内侧再次测水温并温热沐浴床垫	4	
洗净脸部和头部	用左臂夹住新生儿的身体,并用左手掌托稳头部,新生儿脸向上,先用小毛巾洗净脸部,顺序为眼(从自内眼角向外眼角擦拭)、鼻、口和整个面部。用浴水湿润头发,将浴液抹于新生儿头部,轻轻搓揉按摩,然后用温水冲净。洗头时用手掩盖耳孔防水流入耳内,防止浴水误入新生儿眼、鼻、口		
洗身体	将新生儿头枕在操作者左手腕上,并抓住其左上臂,右手握两小腿和脚,轻轻将新生儿抱至淋浴池垫上。用浴水湿润全身,将浴液抹于新生儿身上,按先上后下,先对侧后近侧的原则,擦洗颈部、上肢、腋下、躯干,最后洗腹股沟、臀部和下肢,注意洗净皮肤皱褶处,然后用温水冲净。洗颈部和上肢时,防止浴水误入新生儿眼、鼻、口。洗腹部时尽量避免沾湿脐部。注意观察新生儿有无感染等异常	12	
擦干全身	洗毕,将新生儿抱至沐浴台上,用大毛巾轻轻擦干全身,用干棉签清洁耳鼻	3	
脐部护理、皮肤护理、臀部护理	用75%酒精擦净脐部残端和脐轮处,保持局部清洁干燥,用无菌纱布覆盖,并用脐带布包扎。在颈下、腋下、腹股沟等处扑上婴儿爽身粉,臀部擦5%鞣酸软膏以预防红臀	8	

项目	操作步骤和要求	分值	得分
核对标记,包裹新生儿	兜尿布、穿衣服,检查手环字迹是否清晰,模糊者重新补上。裹好包被	6	
送回新生儿	将新生儿送回母婴休养室,告诉母亲,新生儿情况正常	3	
清洁整理用物	详细记录护理单,清洁整理用物。全体婴儿沐浴完成后,用消毒液浸泡沐浴池、沐浴垫	4	
注意观察	操作过程中注意观察新生儿全身及四肢活动情况;观察皮肤有无红肿、糜烂等感染灶,如有异常情况及时报告医生	3	
操作熟练、正确	洗头部时用手掩盖耳孔,勿使浴水流入新生儿耳内,防止浴水误入新生儿眼、鼻;淋浴洗腹部时尽量避免沾湿脐部;使用爽身粉时用手遮盖眼睛和呼吸道,避免粉末进入眼内和吸入呼吸道	3	
防止受凉和损伤	动作要轻柔,防止受凉和损伤;注意安全,沐浴过程中操作者不能离开新生儿并始终用手接触和保护新生儿	3	
总评得分		100	

（王花玲　傅圆圆　汪丽琪 整理）